Thomas Fuchsberger

Zucker – na und?

Alles Gute
Thomas
Fuchsberger

Thomas Fuchsberger

Zucker – na und?

Mein Leben mit Diabetes

Thomas Fuchsberger im Gespräch mit Erich Lejeune

Erich Lejeune ELEM Edition Mensch

Bibliografische Information der Deutschen Nationalbibliothek
Die Deutsche Nationalbibliothek verzeichnet diese Publikation in der Deutschen Nationalbibliografie.
Detaillierte bibliografische Daten sind im Internet über http://dnb.d-nb.de abrufbar.

ISBN 978-3-636-01525-9

Umschlaggestaltung: Vierthaler und Braun, München
Umschlagabbildung: © corbis, Düsseldorf
Satz: M. Zech, Redline GmbH
Druck: Ebner & Spiegel, Ulm
Printed in Germany

Inhaltsverzeichnis

Vorwort

von Erich Lejeune

Als ich Thomas Fuchsberger kennenlernte, war ich zutiefst beeindruckt: Hier war ein Mensch, der es schaffte, trotz seiner nicht heilbaren Erkrankung – Diabetes mellitus – erfolgreich und glücklich zu sein. Seine positive lebensbejahende Einstellung schien ihn durch alle Höhen und Tiefen, die diese Krankheit für ihn bereithielt, hindurchzutragen. Wie machte er das? Tommys Kraft faszinierte mich so sehr, dass die Idee entstand, durch ein Buch von und mit ihm Millionen von Deutschen an seiner außergewöhnlich motivierenden Haltung teilhaben zu lassen – umso mehr, als sich Diabetes inzwischen zu einer Volkskrankheit entwickelt hat.

Tommy, selbst in seiner Jugend unverschuldet an Diabetes Typ 1 erkrankt, hat es sich zur Aufgabe gemacht, die Menschen wachzurütteln, um ihnen ein Schicksal zu ersparen, das sich leicht vermeiden ließe. Denn Diabetes ist nichts, wofür man sich schämen muss: Auch die Schauspielerin Halle Berry, der Bundesligatorwart Dimo Wache, der Showmaster Karl Moik und viele andere verschweigen ihre Krankheit nicht, sondern leben vor, wie man auch mit Diabetes ein erfülltes und erfolgreiches Leben führen kann. Tommy Fuchsberger ist es gelungen, sein vermeintlich negatives Schicksal ins Positive umzuinterpretieren. Er muss sich jeden Tag von neuem mit seiner Krankheit auseinandersetzen, und dennoch verströmt er Stärke und Gelassenheit. Dieses positive Lebensgefühl, das „Ja“ zu jedem neuen Tag ist es, woraus Tommy seine Motivation schöpft. Er schafft es, weil er es will – und so wie er kann es jeder schaffen!

Jeder Mensch hat die Verantwortung, seinem Körper Gutes zu tun und ihn gesund zu erhalten. Leider ist das heute immer weniger selbstverständlich: Unser moderner Lebensstil begünstigt die Neigung zu Diabetes immer mehr, sodass der Typ-2-Diabetes weiter auf dem Vormarsch ist. Konkret sind die Hauptursachen für diese fatale Entwicklung: Übergewicht, schlechte Ernährung, mangelnde Bewegung – kurz, eine ungesunde Lebensweise. Gerade bei Kindern steigt die Zahl der Übergewichtigen; immer häufiger sind sie vom sogenannten Altersdiabetes betroffen – der jüngste Patient in Deutschland ist 5 Jahre alt! Und mit den breit gefächerten Folgeschäden, die wie ein Damoklesschwert über den Erkrankten schweben, ist nicht zu spaßen: Erblindung, Nierenversagen, Herzinfarkte, Schlaganfälle, Zehenamputationen.

Die Zeit ist reif für dieses Buch. Tommys Biografie soll wachrütteln und ein neues Bewusstsein für die eigene Gesundheit schaffen. Denn die Wohlstandsgesellschaft befindet sich in der Sackgasse, die Zahlen sprechen eine deutliche Sprache: Acht Millionen Diabetiker leben allein in Deutschland, und die Dunkelziffer derjenigen, die nichts von ihrer Zuckerkrankheit wissen, liegt bei zwei Millionen. Und viel schlimmer: Etwa 20 Millionen Deutsche sind gefährdet, in den nächsten Jahren an Typ-2-Diabetes zu erkranken! Allein in den letzten beiden Jahren ist die Diabetikerrate in Europa um mehr als 21 Prozent angewachsen, Tendenz steigend. Grund genug, endlich die Bremse zu ziehen und grundlegende Veränderungen vorzunehmen!

Tommy macht eindrucksvoll vor, wie es jedem gelingen kann, sein Schicksal anzupacken und sich nicht von

Rückschlägen frustrieren zu lassen. Es zeugt von Tommys außergewöhnlichem Mut, seinem großem Engagement und Sendungsbewusstsein, dass er sich gemeinsam mit mir dem Thema „Diabetes“ gestellt hat. Ich bewundere seine Arbeit: Für mich ist er ein wahrer Botschafter im Kampf gegen diese Epidemie!

Tommy hat sich über Jahre hinweg schonungslos mit sich und seiner Krankheit auseinandergesetzt. Wie ernst er seine Rolle als Diabetes-Botschafter nimmt, konnte ich in jedem unserer zahlreichen intensiven Gespräche erleben. Ich freue mich, dass ich Tommy zu noch mehr Motivation und Lebensfreude inspirieren konnte. Mit seinem Motto „Ich bin nicht krank, sondern bedingt gesund“ zeigt er nachdrücklich, dass man mit Diabetes nicht resignieren muss, sondern einen positiven Umgang mit dem Zucker erlernen kann: Ein lebenswertes Leben in Eigenregie ist trotz Diabetes möglich!

Dafür möchte ich Tommy Fuchsberger danken. Ich gratuliere ihm dazu, wie er den eigenverantwortlichen Umgang mit seiner Krankheit authentisch vorlebt und mit seinem gutem Beispiel unzähligen Betroffenen Hoffnung gibt und Mut macht: Diabetes ist nicht Schicksal, sondern Chance!

Erich Lejeune im September 2007
Herausgeber der Edition Mensch

Danksagung

von Erich Lejeune

Herzlicher Dank gebührt auch Tommys Eltern: Joachim Fuchsberger zählt unbestritten zu den Showgrößen der bundesrepublikanischen Fernsehgeschichte und ist mir darüber hinaus seit langen Jahren ein guter Freund, dem ich während seiner schweren Herzoperation beistehen durfte. Er und seine Ehefrau Gundel Fuchsberger sowie Tommys Lebensgefährtin Cornelia Corba zeigten mir in einem sehr persönlichen Gespräch auf, wie wichtig beim Diabetes die Unterstützung und Anteilnahme der Familie ist. Sie leben auf bewundernswerte Weise vor, wie wichtig und motivierend für einen Diabetiker eine bestärkende und vor allem liebevolle Einstellung ist.

Ebenso herzlich möchte ich mich bei Professor Hellmut Mehnert bedanken, dem renommierten Träger der Paracelsus-Medaille, der höchsten Auszeichnung der deutschen Ärzteschaft. Er ist ein unermüdlicher Aufklärer im Kampf gegen den Diabetes. Vor 30 Jahren absolvierte Tommy Fuchsberger seine ersten Diabetes-Schulungen bei Professor Mehnert, dem „Zuckerpapst“ der Deutschen, der in diesem Jahr sein 50-jähriges Jubiläum als Diabetologe feiern kann. Sein wertvoller Beitrag am Ende des Buches wirft ein Licht auf die Geschichte der Diabetes-Bekämpfung und informiert ausführlich und Anteil nehmend über viele Aspekte dieser Krankheit.

Erich Lejeune im September 2007
Herausgeber der Edition Mensch

Mein erster Weckruf

Karrierestart beim Flaschendrehen

Erich Lejeune: Tommy, der 12. August 1977 ist ein besonderes Datum in deinem Leben: An diesem Tag hast du die Diagnose erhalten, dass du zuckerkrank bist. Dieses Erlebnis hat dein Leben einschneidend verändert. Schließlich warst du zu diesem Zeitpunkt ein quicklebendiger junger Mann, hattest gerade dein Abitur gemacht, die Welt stand dir offen ...

Thomas Fuchsberger: Ja, ich war drauf und dran, mich in mein Musikstudium zu stürzen, und wollte natürlich so bald wie möglich groß herauskommen!

EL: Wie ist dieser Wunsch entstanden? Hatten dich deine Eltern zum Musizieren gebracht? Schließlich war da dein Vater Blacky, dessen Leben als Showmaster und Schauspieler du ja von klein auf miterlebt hast.

TF: Den Auslöser haben tatsächlich meine Eltern gegeben: Als ich zwölf war, schenkten sie mir ein kleines Upright-Piano. Zum Glück hatte ich damals einen Lehrer, der nicht nur Klassik, sondern Popmusik unterrichtete, sonst wäre mir vermutlich schnell langweilig geworden. Leider starb mein erster Lehrer schon nach einem Jahr, und ich stand vor der Entscheidung, ob ich weitermachen wollte. Das war für mich keine Frage, und so gelangte ich an Kurt Maas, den meine Eltern über Max Greger empfohlen bekommen hatten. Das Erste, was ich von ihm lernte, war die melancholische Ballade „House of the Rising Sun", ein Klassiker von den „Animals", und das gleich in drei Variationen.

EL: Hast du damals schon daran gedacht, die Musik zu deinem Beruf zu machen?

TF: Zumindest fand ich den Gedanken ganz verlockend. Ich erinnere mich an eine Kinderparty, an der wir Flaschendrehen spielten, und als die Reihe an mir war, sagte ich: „Ich spiel euch was vor!" Die anderen staunten: „Kannst du das denn?", und ich dachte mir, das werdet ihr ja sehen, und gab meine Versionen von „House of the Rising Sun" zum Besten. Das hat natürlich Eindruck gemacht! Aber so richtig den Entschluss gefasst, Musik zu machen, das passierte erst mit 16.

EL: In diesem Alter träumen ja viele Jugendliche von einer Karriere als Popstar. Wie war das bei dir? Waren da vielleicht auch die Mädchen im Spiel?

TF: Sicher! Wer steht nicht gern auf der Bühne und wird bewundert! Das Problem war nur, die coolen Typen auf der Bühne spielten immer Gitarre, aber nie Piano. Mein Schlüsselerlebnis hatte ich auf einem Konzert der britischen Band „Emerson, Lake and Palmer", wo ich mit meinem langjährigen Klavierlehrer Kurt Maas war. Bei den Konzerten, die ich bis dahin miterlebt hatte, versteckten sich die Jungs an den Tasten immer irgendwo hinter den Bühnenaufbauten oder hinter ihren Instrumenten und spielten keine große Rolle, was die Show betraf. Aber hier war es genau umgekehrt: Der Pianist Keith Emerson benutzte seine beiden gigantischen Synthesizer genau dazu, sich in den Mittelpunkt zu stellen. Mich hatten schon als Kind riesige Anlagen, Schaltwerke, Lichter fasziniert, besonders die technisch aufgerüsteten Cockpits, weswegen ich mir auch hätte vorstellen können, Pilot zu werden. Und dann sah ich auf einmal diesen Musiker, der da auf der Bühne inmitten seiner riesigen Aufbauten eine Riesenshow um sich und seine Instrumente veranstaltete! Er hat mich einfach unglaublich beeindruckt, und ich dachte: „Wow, so will ich auch spielen können."

Abitur auf Umwegen

EL: Vom Wunschtraum bis zur Wirklichkeit sind es ja meist noch ein paar Schritte mehr. Wie hast du versucht, das zu realisieren?

TF: Das stellt man sich in solchen Momenten ganz einfach vor, aber natürlich geht so etwas nicht von heute auf morgen! Kurt Maas sah das gleich ganz realistisch und meinte: „Dann fang schon mal an zu üben." – Ich war natürlich reichlich spät dran und merkte bald, dass ich technisch zu viel aufzuholen gehabt hätte, um diesen Weg einzuschlagen. Aber beim Üben und Probieren fielen mir immer wieder Melodien ein, und um die nicht zu vergessen, habe ich mir dazu Texte ausgedacht und beides aufgeschrieben. Das Spielen selbst trat dann quasi von selbst in den Hintergrund, und so kam ich eigentlich ganz natürlich zum Singer-Songwritertum.

EL: Zu diesem Zeitpunkt wusstest du noch nicht, dass dir bald der Diabetes dazwischenkommen würde.

TF: Richtig, das konnte niemand ahnen. Ich war damals auf der Munich International School, der MIS in Starnberg bei München, sollte mein Abitur aber auf Drängen meiner Mutter an einer anderen Schule machen. Wäre ich auf ein staatliches Gymnasium gegangen, hätte ich vermutlich zwei Jahre verloren, ich wollte aber endlich Musik machen und hätte fast auf das Abitur verzichtet, nur um endlich loszustarten. Letztendlich einigten wir uns auf einen Kompromiss: Ein Freund von mir, Oliver Rennert, Sohn des damaligen Intendanten Günther Rennert an der Bayerischen Staatsoper, überzeugte mich, das mit ihm durchzuziehen, und so absolvierten wir die letzte Strecke am Privatgymnasium Huber. In Englisch waren wir ja bereits perfekt, da es die Unterrichtssprache an der MIS ist, aber unser Französisch ließ leider zu wünschen übrig, und Mathe ...! Aber ich war wild entschlossen, meine Sache gut zu machen, wenn es schon sein musste.

EL: Diesen Dickschädel hast du sozusagen von deinem Vater geerbt! Von ihm weiß ich, dass du dir schon als Kind nichts sagen lassen wolltest.

TF: Ja, ich wollte mir nie helfen lassen, sondern alles allein tun! Und so habe ich es mit disziplinierter Paukerei auch zu einem ordentlichen Abitur gebracht. In Mathe wurde zwar trotzdem nur eine 5 draus, aber mein Notendurchschnitt war recht gut: 2,7 – ich habe in den anderen Fächern gebüffelt wie verrückt, da ich wusste, dass ich in Mathe keine Chance habe.

EL: „Diszipliniert" ist ein wichtiges Stichwort. Die Disziplin hat dir ja auch später geholfen, besser mit dem Diabetes umzugehen.

TF: Auf alle Fälle! Die braucht man in allen Lebenslagen. Ich habe damals bis spät in die Nacht gelernt, ein ganzes Jahr lang. Oft stand morgens um zwei Uhr mein Vater in der Tür und fragte: „Was machst du denn da?" Lernen natürlich! Ich habe ein ganzes Jahr lang gelernt und mir den Stoff reingezogen, der uns gefehlt hat. Und dadurch hat dann auch alles geklappt – auch wenn ich noch jahrelang danach davon träumte, ich müsse alles wiederholen: dass ich Abitur schreibe und einer reinkommt und sagt: „Freunde, es tut mir leid, wir müssen alles noch mal machen, es gilt nicht". Das war für mich der größte Albtraum! Und ich bin sicher nicht der Einzige, der solche Träume hat!

EL: Wie ging es dann weiter? Konntest du dich gleich deinem Traum widmen, Musik zu machen?

TF: Erst drohte mir noch der Wehrdienst. Bei der ersten Musterung erhielt ich nur ein „Bedingt tauglich“, auch wenn von Zucker da noch nicht die Rede war. Dann kam die zweite Musterung, und plötzlich hieß es, ich würde doch noch eingezogen. Das war natürlich eine Katastrophe für mich: Ich war schließlich schon 20, hatte mit großer Kraftanstrengung das Abi gemacht und wollte jetzt dafür endlich Musik studieren! Letztlich wendete sich das Blatt doch noch zum Guten, und ich musste keinen Dienst leisten. Das Dumme war nur, dass ich durch das viele Lernen für die Schule nur wenig Zeit zum Klavierspielen gehabt hatte, ich wollte mich aber aufs Münchner Richard-Strauss-Konservatorium bewerben. Ich übte fürs Konservatorium also nicht bloß vier Stunden am Tag, sondern acht. Dazu kam noch Gehörbildung und weitere Theorie. Weil es in der Pianoklasse einen Aufnahmestopp gab, verzichtete ich auf die Bewerbung und bewarb mich für Komposition. Der damalige Rektor, der Deutsch-Amerikaner Peter Jona Korn, mein Förderer, sagte damals zu mir: „Wenn Sie in die Popmusik gehen, werden Sie mal richtig Geld verdienen“, das hat mich sehr motiviert. Ich habe also die Aufnahmeprüfung geschafft und war sehr stolz, endlich alles hinter mich gebracht zu haben und nach vorn blicken zu können.

Aus der Feierstimmung gerissen

EL: Und dann kam doch erst einmal alles anders: Dein Diabetes brach aus.

TF: Ja, und ich war voller Tatendrang, als die Krankheit ins Spiel kam. Nach meinem Abi wollte ich endlich etwas von meiner neuen Freiheit haben. Ich war im Sommer viel mit meinen Freunden am Starnberger See unterwegs, wir gingen schwimmen, grillten, ließen es uns gut gehen. Irgendwann merkte ich, ich muss permanent auf die Toilette, ich hatte einen ungeheuren Harndrang. Fast jede Stunde! Gleichzeitig dazu hatte ich einen wahnsinnigen Durst und schüttete mir alle Getränke hinein, die ich greifen konnte.

EL: Hattest du da schon einen Verdacht, dass etwas nicht stimmen könnte?

TF: Nein, ich dachte mir gar nichts, ich fühlte mich eigentlich gesund. Erst dachte ich, ich hätte mir die Blase verkühlt, weil ich vielleicht zu oft im Wasser war, als dann aber noch der kaum stillbare Durst dazukam, regten sich leise Zweifel. Die nahm ich allerdings nicht ernst, denn das Wetter war blendend, meine Spezln und ich in Feierstimmung, jeden Abend unterwegs, am Starnberger See, am Wörthsee ...

EL: Der große Durst und der Harndrang sind ja beim Diabetes Typ 1 die ersten Anzeichen, dass der Blutzuckerspiegel aus dem Gleichgewicht geraten ist.

TF: In der Tat! Mir verging dann auch bald die Feierstimmung. Eines Abends, als ich mit meinen Eltern vor dem Fernseher saß, trank ich drei Flaschen Apfelsaft und eine Flasche Sprudel innerhalb einer Stunde leer. Und das kam meinem Vater verdächtig vor. Ich hatte in der letzten Zeit auch drei Kilo abgenommen, war von 66 auf 63 kg gegangen, auch das eine typische Erstreaktion für Typ-1-Diabetiker. Außerdem war ich immer müde, das schob ich aber auf die vielen Partys, auf denen ich mir die Abende vertrieb.

EL: Wäre Blacky nicht aufmerksam geworden, hätte die Sache böse ausgehen können.

TF: Ohne ihn wäre ich vielleicht gleich im Überzucker-Koma gelandet. Irgendwo hatte er einmal etwas über die Symptome von Diabetes gelesen. Daher fiel ihm das überhaupt auf. Wir hatten in der Hausapotheke

Teststreifen zum Testen des Zuckers im Urin, Glukotest hieß das damals, und er forderte mich auf, diesen Test zu machen, der indirekt Aufschluss über einen eventuell erhöhten Blutzuckerwert gibt. Diese gelben Streifen hatten ihr Verfallsdatum schon lange überschritten, sodass ich dachte, gut, wenn er grün wird, muss das noch lange nichts heißen. Aber der Streifen wurde nicht grün, er wurde dunkelgrün. Das war 1977, und ich war 20 Jahre alt.

EL: Dein Vater war sozusagen der Erste, der die Diagnose gestellt hat.

TF: Ja, er war sehr besorgt. Noch am Abend, obwohl es schon spät war, informierte er unseren Hausarzt, Dr. Hartwig Holzgartner – leider ist er vor kurzem verstorben –, der mich am nächsten Tag eingehend untersuchte. Dr. Holzgartner war zwar kein Diabetes-Spezialist, aber der Arzt unseres Vertrauens, ein Internist mit einer riesigen Praxis und Erfahrung und super Kontakten. Er war immer sehr schnell und hat einmal meinem Vater das Leben gerettet, als er mit einer Blutvergiftung in Hamburg lag und man ihm das Bein abnehmen wollte. Dr. Holzgartner bestand damals darauf, dass mein Vater Penicillin bekam, denn das Bein könne man immer noch abnehmen, wenn es nicht funktionierte. Aber es hat funktioniert.

Von heute auf morgen insulinabhängig

EL: Als du dich plötzlich in Dr. Holzgartners Sprechzimmer wiedergefunden hast, hattest du vermutlich ziemliche Angst, oder? Du wusstest ja nicht, was jetzt mit dir passieren würde!

TF: Nein, ich sah das im meiner jugendlichen Unbekümmertheit eher locker, ich hatte ja keine Ahnung und nahm das Ganze gar nicht ernst. Ich verstand auch gar nicht, was das bedeutete, als Dr. Holzgartner meine Werte maß und mir in seinem breiten Bayrisch verkündete: „Burschi, du hast an saubern Blutzucker, nämlich 600."

EL: Was wäre der normale Wert gewesen?

TF: 120 mg/dl, ich hatte also das Fünffache. Das war schon ganz schön viel! Dr. Holzgartner nutzte seine Kontakte und überwies mich sofort an die Koryphäe in der Diabetesforschung, nämlich Professor Dr. Hellmut Mehnert im Schwabinger Krankenhaus.

EL: Welches Verhältnis hattest du zu Holzgartner?

TF: Er war ein guter Freund der Familie. Ich war ihm natürlich sehr dankbar, dass er so schnell eingegriffen hat, und habe ihn später auf meinen Vorträgen immer erwähnt und zitiert, mit seinem saloppen „Burschi, du hast an saubern Blutzucker".

EL: Die Aufmerksamkeit deines Umfelds sowie der Harnzuckerteststreifen und die wenig später erfolgende Blutzuckerbestimmung haben dir also quasi das Leben gerettet. Was würdest du den Menschen empfehlen, die ein Diabetesrisiko haben – sollte man regelmäßig den Urintest mit den Teststreifen machen?

TF: Ja, Harn- und vor allem Blutzuckerteststreifen erhält man in jeder Apotheke, und teuer sind sie auch nicht. Heute ist es ja so, dass viele Menschen gar nicht wissen, dass sie bereits Diabetiker sind. Deswegen unterstütze ich viele Aufklärungsaktionen in Einkaufszentren, auf Kongressen, in Apotheken. Ich will die Leute erreichen und ihnen sagen: „Lasst euch testen, dann wisst ihr, ob alles in Ordnung ist, oder könnt rechtzeitig Schlimmeres verhindern."

Das Lernen geht weiter

EL: Wie reagierten in dieser Phase deine Eltern?

TF: Wir hatten gemeinsam die Diagnose gehört. Für meine Eltern war es natürlich ein schwerer Schlag, meine Mutter war fertig mit der Welt und fragte sich, was sie falsch gemacht hätte.

EL: Hast du deinen Eltern Vorwürfe gemacht? Bei manchen Krankheiten ist es ja so, dass sie vererbt werden. Ich kenne mehrere Fälle, wo die Kinder ihre Eltern dafür hassen, dass sie ihnen eine Krankheit mitgegeben haben, und wo das Verhältnis deswegen zerrüttet ist. Wie war das bei dir? Ist Zucker erblich?

TF: Grundsätzlich kann bei Diabetes Vererbung mit im Spiel sein, aber in unserem Fall gibt es keine familiäre Vorgeschichte. Beide Elternteile sind gesund, irgendwo in der weitläufigen Verwandtschaft gibt es zwei, die auch Zucker haben, aber die sind so weit weg, dass das mit mir vermutlich nichts zu tun hat. Weder meine Großväter noch meine Großmütter waren Diabetiker. Ich stellte mich auf den Standpunkt „Einer in der Familie muss ja mal damit anfangen – dann bin es eben ich."

EL: Dennoch musstest du die Nachricht ja ernst nehmen. Wie niederschmetternd war diese Diagnose für dich?

TF: Das sickerte bei mir zunächst überhaupt nicht durch. Ich sollte erst einmal zehn Tage im Krankenhaus bei Professor Mehnert bleiben und erinnere mich noch, dass ich einem Freund absagte, mit dem ich zum Pizzaessen verabredet war: Ich könne nicht mit, da ich Diabetes hätte. Er fragte: „Bauchspeicheldrüse?" und ob man die Sache nicht mit einem kräftigen Tritt in die Magengegend beheben könne – was man eben so an dummen Sprüchen bringt. Immerhin wusste der Freund mehr als ich und erzählte mir etwas von Insulin, auf das ich in Zukunft wohl immer angewiesen sei. Ich hörte mir das alles an und wusste von nichts. Das änderte sich allerdings ziemlich schnell, denn am nächsten Tag begann bereits meine Schulung.

EL: Spätestens da wurde dir klar, dass sich dein Leben grundlegend verändern würde.

TF: Ja, das ahnte ich, aber ich war immer noch eher in einer Art Trance. Ständig wurde mein Blutzucker gemessen, ständig bekam ich Spritzen.

EL: Was veränderte sich mit der Schulung? Du hast dich ja nicht wirklich krank gefühlt.

TF: Durch die Schulung begriff ich endlich, was los war. Ich kam ja gerade von der Schule, war also gut im Lernen drin, aufnahmefähig und bereit. Das empfand auch das Krankenhauspersonal als Vorteil, auch wenn mich eine Schwester bemitleidete: „Ach, jetzt haben Sie gerade Abitur gemacht und jetzt müssen Sie schon wieder lernen." Aber die Schulung war für mich das A und O. Ich fühlte mich zwar nicht direkt krank, aber ich begriff endlich die Zusammenhänge und wusste jetzt, wie sich das mangelnde Insulin auf meinen Körper auswirkte. Ich hatte ja gemerkt, dass ich abnehme, dieser Durst und der Harndrang, die Müdigkeit. Ich hatte eigentlich gespürt, dass was nicht stimmt. Das ist ja das Gefährliche am Diabetes, dieses Unwohlsein, aber man hat eben keine Schmerzen, es ist „nichts Dramatisches", man geht also nicht zum Arzt. Aber dieses Abwarten tut dem Körper nicht gut!

Als ich anfing, gab es noch die Einmalspritzen, und bei dem Versuch, die Kappe abzunehmen, stach ich mich erst einmal sauber in den Finger. Die Schwester hatte kein Mitleid, wischte mir das Blut ab und sagte: „Dann probieren wir das gleich nochmal." Das Stechen ist anfangs eine Überwindung, aber man gewöhnt sich schnell daran. Die Nadeln sind ja haarfein, man spürt kaum etwas. Man bekommt keine blauen Flecken davon, auch wenn man immer neue Stellen suchen muss. Und vor allem nicht überlegen, ob es wehtut, das ist meine Erfahrung. Kaum überlegst du, schon tut es weh!

Spritzen ist leicht!

EL: Tommy, beschreibe das mal: Wie verläuft dieser Spritzvorgang?

TF: Zuerst muss ich den Blutzuckerwert messen. Das heißt, ich entnehme mir zunächst selbst einen winzigen Tropfen Blut, meist neben der Fingerkuppe. Das ist mit den modernen Lanzetten absolut schmerzfrei. Dieses Tröpfchen kommt auf einen kleinen Teststreifen, den ich dann in das Blutzuckermessgerät stecke. Diese Geräte sind kleiner als handtellergroß und sagen mir innerhalb von Sekunden, wie viel Insulin ich vor den Mahlzeiten benötige, sodass ich dann mit dem Insulin-Pen, der aussieht wie ein dicker Kugelschreiber, die entsprechende Menge Insulin spritzen kann.

EL: Und wie oft täglich misst und stichst du dich?

TF: Mindestens viermal sollte es täglich sein, also vor den drei Hauptmahlzeiten und vor dem Schlafengehen. Ich selbst messe im Schnitt vier- bis fünfmal pro Tag.

EL: Wie lange dauert dieser Vorgang?

TF: Insgesamt etwa 20 oder 30 Sekunden. In der Nacht spritze ich in den Oberschenkel, denn dann soll das Insulin nicht so schnell wirken. In den Bauch gespritzt wirkt es schneller, deswegen heißt es das „schnelle" Insulin.

EL: Was bedeutet das Wort „Diabetes" eigentlich?

TF: Der Begriff „Diabetes" kommt aus dem Griechischen. Der vollständige Name der Krankheit heißt

„Diabetes mellitus“ und bedeutet „honigsüßer Durchfluss“. Der Name beschreibt den hohen Zuckergehalt des Urins und die verstärkte Urinausscheidung, die bei hohen Blutzuckerwerten auftritt.

EL: Woher kommt denn deine Krankheit? Die Typ-1-Diabetiker sind ja nicht „schuld“ an ihrem Schicksal, wie es ja so oft den Typ-2-Diabetikern vorgeworfen wird. Ist der Typ 1 vererbbar?

TF: Der Diabetes Typ 1 ist eine Autoimmunkrankheit. Das eigene Immunsystem greift irrtümlicherweise den Körper an und produziert Antikörper gegen die Zellen der Bauchspeicheldrüse und gegen das Hormon Insulin. Das bedeutet, es entwickelt sich in sehr kurzer Zeit ein vollständiger Mangel an Insulin, denn die Bauchspeicheldrüse arbeitet nicht mehr. Was der Auslösemechanismus für das Versagen dieses Organs ist, ist noch weitgehend ungeklärt, aber im Verdacht stehen Virusinfektionen, Umweltgifte oder auch Stress. Wenn die Eltern einen Diabetes Typ 1 haben, ist dein Risiko natürlich höher, aber das hilft ja nichts, denn dann kannst du ihn genauso wenig verhindern.

EL: Und woran lag es bei dir speziell?

TF: Es werden verschiedene Sachen zusammengekommen sein: Stress, dann hatte ich eine Operation gehabt, bei der mir zwei Weisheitszähne auf einmal entfernt wurden ... sonst hätte es sich vielleicht noch fünf oder zehn Jahre hinausgeschoben. Das ist allerdings eine reine Hypothese.

Die Familie steht hinter mir

EL: Als dir endgültig klar wurde, dass du dein Leben lang Diabetes haben würdest, warst du gezwungen, dich mit der Krankheit zu arrangieren. Es bedeutete vielleicht sogar, deine hochfliegenden Pläne für die Zukunft zu ändern. Die Diagnose war ja in dieser Zeit ein Schlag in die Magengrube, kam dir das nicht so vor, als hätte man dir gesagt, du hättest Krebs?

TF: Nein, eben nicht. Denn Krebs kann tödlich enden, aber gegen Diabetes kann man in jedem Fall etwas machen. Aber es war natürlich schon ein Einschnitt. Bis zu diesem Zeitpunkt hatte ich alles für selbstverständlich genommen, und der Moment der Diagnose war für mich im Nachhinein eine Art Weckruf. Ich nahm mir vor, nicht mehr alles als gegeben hinzunehmen. Ich sagte mir: „Du lebst von nun an noch intensiver und gezielter und bewusster."

EL: Also hat dir diese Diagnose auch viel Positives gebracht, denn sie hat dein Bewusstsein erweitert?

TF: Ja, sie hat mich im wahrsten Sinne des Wortes wachgerüttelt. Ich merkte, dass ich in meinem Leben zu oft Dinge getan hatte, die ich selbst gar nicht wollte, ohne es zu merken. Und nach der Diagnose wurde mir klar, dass auch die Idee mit dem Studium am Konservatorium vielleicht doch nicht der richtige Weg war. Ich war letztlich in irgendeiner Form auf dem falschen Dampfer und musste herausfinden, wie ich wirklich leben wollte.

EL: Könnte das auch an deiner Familiensituation gelegen haben? Schließlich bist du der Sohn des großen Blacky Fuchsberger, eines dominanten Vaters und einer ebenso dominanten Mutter. Ich habe das Gefühl, dass du mit diesem Schicksal oft nicht glücklich warst. Ganz hart gefragt: Hast du dich im Schatten deines Vaters gefühlt, des Stars, der jetzt seit fast 60 Jahren im Showgeschäft ist?

TF: Das ist natürlich eine zweischneidige Sache. Ich habe mir schon vor Jahren angewöhnt, mich nicht mehr darüber aufzuregen, wenn ich nur unter „Blackys Sohn“ laufe. So ist das eben, wenn man berühmte Eltern hat: Bei Julian Lennon sage ich ja selbst: „Das ist der Sohn von John“, und Barbara Wussow wird immer die Tochter von Klaus-Jürgen Wussow sein. Inzwischen nehme ich mir einfach die Freiheit, den Namen Fuchsberger für mich und vor allem für meine Diabetesarbeit zu nutzen, alles andere wäre kindisch. Ich möchte ja einer guten Sache dienen, und wenn ich durch den Namen Fuchsberger mehr Leute erreichen kann – umso besser!

EL: Hast du dich nie vernachlässigt gefühlt? Schließlich waren beide Eltern immer sehr mit sich und der Karriere beschäftigt: dein Vater als Showmaster, deine Mutter als Managerin, und sie führen bis heute eine vorbildliche Ehe. Kamst du dir nicht manchmal ausgeschlossen vor und hast die Liebe deiner Eltern vermisst?

TF: Im Gegenteil! Meine Eltern haben mir ihre ganze Liebe gegeben, auch wenn ich heute sagen würde, dass sie mich vielleicht ab und zu etwas zu sehr behütet haben. Das mag daran gelegen haben, dass ich ein Einzelkind bin, aber gefehlt hat mir nie etwas. Und welche Eltern sind schon perfekt? Dafür war ich fast überall dabei, auch auf großen Reisen.

EL: Und als Kind oder Jugendlicher, wie war das da mit dem Namen Fuchsberger?

TF: In der Grundschule spielte dieses Thema überhaupt keine Rolle, auch später auf dem Gymnasium war das kein Problem für mich. Erst später, als ich auf dem Konservatorium war und parallel dazu eine Band formierte, „Tommy Fuchsberger und Band“, nutzte ich den Namen meines Vaters ganz bewusst.

Ich formiere meine erste Band

EL: Wie hast du damals deine Bandkollegen gefunden?

TF: Ich kannte sie durch Hans Hammerschmidt, den Hauskomponisten von Hildegard Knef: Hannes Eitner, Schlagzeuger und Bernhard Seidel, Bassist. Hannes war Musiker des SWF-Orchesters und ist Mitglied der legendären „Trouble Boys“ und der Formation „Power Percussion“. Er hat mit vielen Größen des Showbiz zusammengearbeitet, 60 TV-Shows mit Thomas Gottschalk und die musikalische Leitung der „Late Night Show“ von Arabella Kiesbauer gemacht, und Bernhard ist heute Instrumentalist, Produzent und Songwriter in verschiedensten Stilarten und Mitglied der Tango-Gruppe „Trio Mundo“.

Durch meine Jungs kam ich an unseren Proberaum: den Keller einer alten Brauerei. Das war ein richtiges Rattenloch, in dem es immer eiskalt war, sodass wir meist mit Handschuhen spielten! Wir hatten damals unseren ersten Auftritt im „MUH“, im „Musikalischen Unterholz“, einer Kleinkunstbühne in der Münchner Altstadt, wo viele Liedermacher und Künstler auftraten und man sich einfach auf der Bühne ausprobieren durfte. Unsere Band war dort mit Schlagzeug und elektrischem Rhodes-Piano etwas Neues, daher war es rappelvoll, und am nächsten Tag war in der Abendzeitung ein halbseitiger Artikel über den ersten Auftritt von Fuchsbergers Sohn. Das war natürlich anders als bei anderen, die keiner kannte und daher auch kein Interesse weckten, daher war das sicherlich ein Vorteil für mich.

EL: Und heute, bist du da ganz klar abgegrenzt?

TF: Schon in der Zeit vor meinem Zucker hatte ich eine Phase, in der ich ganz klar das Gefühl hatte, dass ich mich von meinen Eltern abnabeln muss. Sie waren beispielsweise sehr enttäuscht, dass ich auf einmal nicht mehr die gemeinsamen Urlaube mitmachen wollte, sondern lieber etwas mit meinen Spezln unternahm. Wir haben eben einen sehr engen Familienverband und einen guten Zusammenhalt, und dazu kommt, dass meine Mutter ein Kind verloren hat, als ich zwei Jahre alt war, deswegen hingen die beiden noch mehr an mir. Und dann wurde ich auch noch Diabetiker – kein Wunder, dass meine Eltern sich sehr um mich sorgten. Für einen Heranwachsenden ist das natürlich eine Belastung: Schließlich will man auch irgendwann seiner eigenen Wege gehen.

EL: Beglucken dich deine Eltern heute noch?

TF: Ich glaube, dass sich die meisten Söhne und Töchter irgendwann fragen, ob die Eltern es denn nie begreifen werden, dass man kein Kleinkind mehr ist. Da bin ich keine Ausnahme. Irgendwann müssen sich beide Seite arrangieren: Ich habe gelernt, dass ich meine Eltern nicht ändern kann, und sie können akzeptieren, dass ich mein eigenes Leben habe.

EL: Wie äußert sich das heute? Ihr seht euch ja relativ häufig und macht seit Jahren zum Beispiel auch gemeinsame Fernsehprojekte. Redet da nicht einer dem anderen hinein?

TF: Ja, klar, aber diese Zusammenarbeit würde ich nicht missen wollen! Mein Vater macht sich heute selbstironisch über seine Vaterrolle lustig und fragt oft, ob ich auch warme Socken anziehe oder gut esse. Bei meiner Mutter ist es ein bisschen ernster. Ihre Sorge kommt in ihrem Leitsatz gut zum Ausdruck „Ich sag' ja nichts, ich mein ja nur". Den habe ich sogar einmal in einem Song verbraten. Aber ich weiß ja, dass sie es tut, weil sie mich liebt und sich um mich sorgt. Auf der anderen Seite möchte ich unsere enge Bindung aber nicht missen, denn wir sind immer füreinander da, wenn es einem von uns dreckig geht. Besonders in der Phase, als mein Vater Probleme am Herzen hatte und Bypässe bekam, waren wir bei ihm und haben ihm die Hand gehalten, und als ich monatelang im Krankenhaus lag und dachte, es ginge zu Ende, haben die beiden mir die Hand gehalten. Das hat mir sehr viel Kraft gegeben.

Zucker ist keine Ausrede!

EL: Tommy, beschreib doch mal, was das Wort „Familie" für dich bedeutet.

TF: Für mich bedeutet das kompromissloses Füreinandereinsetzen. Nach dem Motto „Einer für alle, alle für einen!"

EL: Der Spruch der Musketiere.

TF: Genau. Das wünscht sich jeder, aber in den meisten Familien funktioniert es doch nur mit Einschränkungen. Wenn es etwa eine schwierige Entscheidung zu fällen gibt, hole ich immer den Rat meiner Eltern ein, wir besprechen alles, denn ich weiß, sie haben Erfahrung und erzählen mir keinen Blödsinn. Dann tagt der Familienrat! Auf die Lebenserfahrung meines Vaters und das Gespür meiner Mutter, auf ihre Intuition können sich die Männer der Familie immer verlassen. Das einzige Mal, als mein Vater nicht auf sie gehört hat, hat er die größte Pleite seines Lebens hingelegt; wir hätten beinahe alles verloren. Das ging so weit, dass ich, der ich erst sechs oder sieben Jahre alt war, auf mein Taschengeld verzichtet hätte, um zu helfen, so groß war unser Zusammenhalt.

EL: Das klingt mir fast ein wenig zu sehr nach heiler Welt, Tommy! Gibt es da wirklich nie Konflikte?

TF: Lieber Erich, konfliktfrei geht es natürlich nicht, das wäre ja auch geradezu langweilig. Es ist ganz normal, dass es ab und zu Ausreißer gibt und einem von uns der Kragen platzt oder man laut wird. Bei mir mag das sicher auch mit dem Zucker, also dem Diabetes, zu tun haben. Vor zwei Jahren gab es mal einen größeren Zusammenstoß, als ich mich wieder zu sehr in die Rolle des ewigen Kindes gedrängt sah. Aber auch das haben wir gelöst. Wir sind schließlich alle erwachsen, und man muss gemeinsam immer wieder neu voneinander lernen.

EL: Hast du auch mal den Zucker als Ausrede benutzt, wenn dir wieder alles zu viel wurde und du dich unter Druck gefühlt hast?

TF: Nein, denn das funktioniert nicht. Man betrügt sich damit nur selber, aber das hat keinen Sinn. Der Zucker ist einfach der Zucker, der ist immer da. Für den Rest bist du selbst verantwortlich!

Info:
Insulin – wozu es gut ist und was es bewirkt

Insulin ist ein körpereigener Botenstoff, der bei jedem Menschen die gleiche Struktur aufweist. Das Hormon wird von den Beta-Zellen in der Bauchspeicheldrüse gebildet. Es wird nach dem Essen ausgeschüttet, um Traubenzucker in das Muskel- und Fettgewebe sowie in die Leber zu schleusen. Dieser Zucker dient den Zellen als Energielieferant und ist für sie lebenswichtig. Er wird vor allem in Form von Kohlehydraten in der Nahrung aufgenommen. Patienten mit Diabetes haben einen Insulinmangel. Daher können sie den Traubenzucker nicht mehr richtig verwerten und scheiden ihn mit dem Harn aus.

Das Ziel jeder Insulintherapie ist nicht nur die Nachahmung der natürlichen Insulinproduktion. Darüber hinaus soll sie auch die Lebensqualität der Patienten verbessern und die Entstehung diabetesbedingter Folgeerkrankungen verzögern. Eine Voraussetzung für eine erfolgreiche Therapie ist die richtige Einstellung der Blutzuckerwerte.

Wenn es trotz Diät, Bewegung oder Tabletten nicht gelingt, den Blutzuckerspiegel optimal einzustellen (HbA1c unter 7 Prozent), muss so schnell wie möglich mit einer Insulinbehandlung begonnen werden. Mit Insulin können Diabetiker ein Leben führen, das dem eines gesunden Menschen nahezu entspricht. Mögliche Therapieoptionen sind:

- **BOT** (Basalunterstützte orale Therapie): Zu den blutzuckersenkenden Tabletten wird bei der BOT zusätzlich ein langwirksames Insulin gespritzt. Dieses Behandlungsmuster wird bevorzugt eingesetzt, wenn für eine bessere Einstellung und ein gesteigertes körperliches Wohlbefinden neben den Tabletten zusätzlich Insulin erforderlich wird.
- **Konventionelle Insulintherapie** (CT): Bei dieser Form der Insulintherapie spritzen sich die Patienten meist zweimal täglich eine Mischung aus kurz- und langwirksamem Insulin. Die Nahrungsmenge und der Bewegungsumfang hängen von einem festen Mahlzeitenschema und konstanten Injektionszeiten ab.
- **Intensivierte Insulintherapie** (ICT): Bei der intensivierten konventionellen Therapie (ICT) wird ein- bis dreimal täglich ein Verzögerungsinsulin und zu den Mahlzeiten ein schnell wirksames Insulin gespritzt. Dosis und Zeitpunkt kann der Diabetiker selbst anpassen – je nach Mahlzeit und/oder körperlicher Tätigkeit.*

* Quelle: Sanofi-Aventis Deutschland (www.gesuender-unter-7.de)

Die richtige Einstellung zählt

Diabetes – die Ursachen

EL: Tommy, von den acht Millionen Diabetikern in Deutschland sind ca. 5 bis 8 Prozent Typ-1-Diabetiker, also ca. 455 000. Du bist einer von ihnen. Der Rest, die 6,545 Millionen, gehören dem Typ 2 an. Beide Krankheitsvarianten steigen seit Jahren an. Wo liegt denn der Unterschied zwischen Diabetes Typ 1 und Diabetes Typ 2?

TF: Beim Typ 1, der selteneren Variante, handelt es sich um eine Autoimmunkrankheit, das heißt, das eigene Immunsystem spielt verrückt und produziert Antikörper gegen die eigenen Zellen und das Insulin der Bauchspeicheldrüse. Das heißt, die Bauchspeicheldrüse verliert ihre Funktion und kann kein Insulin mehr herstellen. Insulin ist aber lebenswichtig, denn es „zerlegt" sozusagen den Zucker im Blut, der durch die Nahrungsaufnahme entsteht. Daher sind Typ-1-Diabetiker auf Insulin von außen angewiesen, denn ohne diesen Stoff würde ihr Blutzucker auf die Dauer so sehr ansteigen, dass sie über kurz oder lang ins Koma fallen und letztendlich sterben würden – was vor der Erfindung der Insulinspritze auch regelmäßig der Fall war und in anderen Gegenden der Erde sicherlich heute noch so ist.

EL: Kann man den Typ-1-Diabetes denn verhindern?

TF: Es kann versucht werden. Wenn man schon früh prüft, welche Antikörper im Blut auftauchen, kann man den Typ 1 inzwischen bis zu zehn Jahre im Voraus erkennen. Zum Beispiel im Schwabinger Krankenhaus, wo ich auch behandelt wurde, gibt es inzwischen ein kostenloses Gentest-Screening für Neugeborene, deren Risiko dann errechnet werden kann. Bei diesen Tests kommt man hoffentlich auch den Ursachen auf die Spur, die den Typ-1-Diabetes überhaupt auslöst. Es wird dort gerade an einer Art Insulinschluckimpfung geforscht, die sozusagen eine „Desensibilisierung" erreichen soll.

EL: Noch ist es also nicht möglich, den Typ-1-Diabetes von vornherein auszuschalten, aber beim Typ 2 ginge das ja.

TF: Richtig, denn beim Typ 2 liegt der Fall ein wenig anders: Zwar spielt auch die genetische Veranlagung eine Rolle, aber in den meisten Fällen ist der Diabetes Typ 2 hausgemacht. Hier sind Übergewicht und die sogenannte Insulinresistenz der Auslöser: Die Fettzellen, die man durch mangelnde Bewegung und den dicken Bauch anhäuft, stören den Zucker- und Fetthaushalt, und gleichzeitig werden die Körperzellen immer unempfindlicher gegen Insulin. Damit der Blutzuckerspiegel sinkt, produziert die Bauchspeicheldrüse immer mehr Insulin, kann aber den Blutzucker, vor allem nach dem Essen, nicht mehr ausreichend senken. In diesem Stadium werden durch den ständig erhöhten Zuckergehalt im Blut bereits Herz und Gefäße geschädigt. Das wird auch Prädiabetes, also Diabetes im Vorstadium, genannt.

Mit Tabletten kann man das einigermaßen in den Griff bekommen, aber das Heilmittel ist die Veränderung des Lebensstils! Ernährt man sich fettarm und vollkornreich, werden die Zellen wieder sensibler und die Gefahr ist gebannt. Tut man nichts dagegen, kommt es irgendwann so weit, dass die insulinproduzierenden Betazellen der Bauchspeicheldrüse erschöpft sind und absterben – und dann braucht der Patient wie auch der Typ-1-Diabetiker eine Insulinzufuhr von außen.

EL: Die Symptome sind aber bei beiden Typen ähnlich.

TF: Stimmt. In seiner schlimmsten Ausprägung hat auch der Typ 2 eine Insulininsuffizienz, verspürt einen starken Harndrang und kann in manchen Fällen erst einmal Gewicht verlieren. Das ist natürlich toll, wenn man plötzlich drei bis fünf Kilo weniger hat, ohne etwas dafür zu tun! Das ging zum Beispiel dem Co-Herausgeber meines Kochbuchs, Michael van Almsick, so: Er war begeistert und rannte ständig in die Eisdiele! Das ist natürlich keine Lösung, denn wenn der Zucker erst einmal wirklich ausgebrochen ist, nimmt man auch wieder zu. Ich kann nur jedem raten, ob gesund, Prädiabetiker oder schon Diabetiker, egal ob Typ 1 oder 2: Achtet auf euer Gewicht, es lohnt sich! Viele Patienten verlassen sich nach wie vor allein auf ihre Medikamente, statt selbst aktiv zu werden und ihren Lebensstil gesünder zu gestalten.

EL: Immer wieder hört man, Diabetes löse den Hunger auf Zucker aus. Was ist an dieser Aussage dran?

TF: Das stimmt nicht. Auch der umgekehrte Schluss, dass der Diabetes davon ausgelöst wird, dass man zu viel Zucker isst, ist beim Typ-1-Diabetiker Unsinn. Der Typ-2-Diabetiker hingegen muss sich natürlich viel mehr an eine kalorienknappe Diät halten, weil er ohnehin schon übergewichtig ist.

Ich kann als Typ 1 theoretisch Schokolade ohne Ende essen und spritze es dann einfach „weg“, aber das Problem ist, ich ginge dann genauso auseinander wie jeder Nichtdiabetiker. Das Insulin, das ich mir spritze, hilft mir, den Zucker zu verwerten, also den Blutzucker zu senken, der mich mit einer gleichzeitigen Fettstoffwechselstörung (Ketoazidose) sonst ins Koma befördern würde und am Ende tödlich wäre. Auf eine gesunde Ernährung muss ich daher wie jeder andere Mensch achten, zuckerkrank oder nicht!

Auf der Suche nach Heilung

EL: Etwa 10 Prozent der Deutschen sind bereits zuckerkrank. Diabetes wächst sich langsam zu einem Problem aus, das die ganze Gesellschaft angeht. Was hast du den Krankenkassen zu sagen, der Gesundheitsministerin, der Bundesregierung?

TF: Fördert die Gentechnik! Es könnte sein, dass mit einer Genmanipulation manche Probleme erledigt wären.

EL: Hoffst du auf den Tag, wo du vielleicht nicht mehr spritzen musst, weil die Medizin eine Therapie entdeckt hat?

TF: Natürlich, da gebe ich die Hoffnung nicht auf. Zwar hieß es, als ich vor 30 Jahren Diabetiker wurde, schon damals vonseiten der pharmazeutischen Industrie: „In drei Jahren haben wir etwas“, und das sagen sie heute immer noch. Die Forschung ist natürlich in bestimmten Entwicklungen viel weiter, steckt aber letztendlich immer noch in den Kinderschuhen. Aber wenn man sich überlegt, was dieses Insulin für so viele Menschen bedeutet – und die Entwicklungen, die sich seit damals vollzogen haben, vom Langzeitinsulin zum schnellen Insulin, das ja auch mir große Erleichterungen gebracht hat! Früher musste ich ja nicht nur übers Insulin nachdenken, sondern auch übers Essen.

EL: Woran wird zurzeit geforscht?

TF: Man hat gerade die sogenannte Inselzelltransplantation im Visier, aber sie kann Diabetes derzeit nur in Einzelfällen auf Dauer heilen. Damit soll die Funktion der Bauchspeicheldrüse, die ja beim Typ 1 kein Insulin mehr produziert, ersetzt werden. Man konnte zwar bei Versuchen den Insulinbedarf deutlich vermindern, und manche Patienten wurden sogar vorübergehend insulinunabhängig, aber die Leistung der transplantierten Inselzellen lässt mit der Zeit nach, und früher oder später müssen die Patienten wieder Insulin spritzen. Nur muss man, damit keine Abstoßungsreaktionen einsetzen, andere Medikamente nehmen, die sie hemmen und eventuell so starke Nebenwirkungen haben, dass man lieber darauf verzichtet und weiterhin einfach spritzt. Außerdem weiß niemand, ob nicht auch schlimme Langzeitfolgen auftreten können. Hier wird es sicher noch einige Zeit dauern, bis dauernde Erfolge möglich sind.

EL: Versucht sich auch die Alternativmedizin an Wegen, dem Diabetes zu begegnen?

TF: Das ist natürlich schwierig, denn Insulin ist Insulin, das kann man nicht durch Handauflegen produzieren! Der Druck auf die Industrie, wirksamere und kostengünstigere Mittel zu entwickeln, nimmt mit der Anzahl der Diabetiker immer mehr zu, sodass auch im pflanzlichen Bereich geforscht wird. Auf meinen Reisen stoße ich immer wieder auf interessante Projekte: Zum Beispiel wird verschiedenen Pflanzen eine blutzuckersenkende Wirkung zugeschrieben, die sich bisher aber nicht bestätigen ließ. In Brasilien gibt es den Brasilianischen Orchid-Baum, *Bauhinia forficata*, auf dessen Wirkung manche schwören, aber hier gilt: Wenig Studien, wenig Wissen! Auch Zwiebeln, Knoblauch und Ginseng sind immer wieder im Gespräch. Ginseng soll angeblich den Blutdruck regulieren, den Alterungsprozess verlangsamen und die Leberwerte verbessern. Auch eine potenzsteigernde Wirkung wird ihm zugeschrieben. Leider schmeckt es ziemlich gruslig!

Ich rate aber von solchen Experimenten ab. Und apropos „natürlich“: Die Grundlage jeder guten Diabetestherapie *ist* absolut natürlich: eine gesunde, ausgewogene Ernährung mit viel frischen, saisongerechten Produkten und regelmäßiger körperliche Aktivität! Also Finger weg von unseriösen Mittelchen!

Die Gesundheitskosten steigen

EL: Was kostet denn dein Insulin?

TF: Billig ist es nicht. Die gesetzlichen Krankenkassen bezahlen zwar bei Diabetes-Typ-1-Kranken noch alles, denn schließlich ist die Erkrankung unverschuldet, aber für Typ 2 war im Gespräch, dass nur mehr das Langzeitinsulin bezahlt werden soll, nicht aber das um 30 Prozent teurere Analoginsulin, also das schnelle „Kunst-Insulin“.

EL: Was kostest du die Krankenkassen?

TF: Pro Monat etwa 280 Euro, wenn man das Insulin, die Teststreifen und die Nadeln zusammenrechnet. Heutzutage kostet das Gerät, mit dem man sich misst, nur 35 Euro. Es gibt Dutzende von Messgeräten und sehr viel mehr Teststreifenanbieter. Die Teststreifen sind relativ teuer: Hundert Stück, von denen man etwa fünf pro Tag braucht, kosten ca. 70 bis 80 Euro. Meiner Meinung nach bezahlen die Krankenversicherungen nicht genug Teststreifen, um sich ausreichend oft zu messen. Kann man sich etwa bei stark schwankenden Werten nur noch vier- statt achtmal pro Tag messen, werden deine Werte schlechter, weil du nicht weißt, wo sie sind. Solche Leute müssen außerdem häufiger stationär ins Krankenhaus, was die Kosten enorm steigert. Das ist Wahnsinn!

EL: Dann handeln die Krankenkassen aber ziemlich kurzsichtig, wenn sie die Prävention so außen vor lassen.

TF: Ja, die vermeintliche Kosteneinsparung der Kassen beim schnellen Insulin ist ein gutes Beispiel dafür: Seit zehn oder fünfzehn Jahren wird auch das schnelle Insulin bezahlt, und nun wird immer wieder versucht, diese Regelung zu kippen. Die Krankenkassen versuchen natürlich immer, Geld einzusparen. Das ist ja auch ihr gutes Recht. Aber es ist ein Skandal, denn nimmt man den Leuten das schnelle Insulin weg, dann nimmt man ihnen damit auch die Lebensqualität weg, die sie beim schnellen Insulin dadurch haben, dass sie zum Beispiel keinen Spritz-Ess-Abstand mehr brauchen. Es ist geradezu irrsinnig, seinen ganzen Tagesplan wieder nach dem Rhythmus des Langzeitinsulins auszurichten – mal gibt es kein Essen, mal kommt es zu früh ... Es gab eine Protestaktion durch den Deutschen Diabetiker Bund, der 200 000 Unterschriften sammelte, um gegen diesen Irrsinn vorzugehen. Die Industrie hat daraufhin eingelenkt, sodass es heutzutage sogenannte Rabattverträge mit den Kassen gibt, wonach sie das Analog-Insulin im Preis absenken. Das ist juristisch besser, als wenn sie es von vornherein im Preis absenken, weil sich nach dem deutschen Preis auch der Preis in Europa richtet. Und wenn der Preis in Deutschland sinkt, macht die Pharmaindustrie Milliardenverluste.

EL: Aber ist das nicht eine Milchmädchenrechnung des Gesundheitswesens? Wenn man den Zucker unbeachtet lässt, bekommt man doch später umso größere Probleme und kostet damit die Kassen und die Gemeinschaft viel mehr Geld! Da wäre es doch sinnvoller, man bezahlt alles, was an Prävention möglich ist, um Diabetes von vornherein zu verhindern!

TF: Da bin ich ganz deiner Meinung, sonst sind die Folgekosten nämlich unabsehbar. 2007 werden 20 Milliarden Euro nur für Diabetes ausgegeben, das ist ein Zehntel des gesamten Gesundheitsbudgets! Und für

2010 rechnet man schon mit 40 Milliarden Euro. Es wird zwar bezahlt, was der Diabetes anrichtet, aber in die Prävention fließt leider so gut wie gar kein Geld.

Ein gesellschaftliches Problem

EL: Wir sind eine satte, eine übersättigte Gesellschaft, liegen faul im Lehnstuhl und bewegen uns nicht. Tommy, was sagst du den Übergewichtigen in unserem Land?

TF: Ich will ihnen zeigen, dass es auch anders gehen kann! Und sie motivieren, ihr Leben zu ändern. Die Gefahren des Übergewichts sind ja allgemein bekannt, aber trotzdem ernähren sich die Menschen weiterhin ziemlich suboptimal. Ich kann allen nur raten: „Machen Sie sich Gedanken darüber, was Sie essen und warum Sie es essen! Fragen Sie sich: Warum gehe ich permanent ins Fast-Food-Restaurant? Muss das sein? Welche Alternativen gibt es? Sie haben die Wahl – auch im Supermarkt gibt es Bioprodukte, lassen Sie die Schokolade lieber gleich im Regal, verzichten Sie auch mal aufs Abendessen, denn es lohnt sich! Sie werden stolz sein, wenn Sie beim Nach-unten-sehen wieder Ihre Zehenspitzen sehen können und wenn Ihnen das Bücken leichter fällt – es ist einfach ein positives Lebensgefühl, wenn man besser mithalten kann und nicht schon beim Treppensteigen aus der Puste kommt. Ganz einfach gesagt: Verzichten Sie auf den Selbstmord mit Messer und Gabel!“

EL: Zur Motivation des Einzelnen müssten also auch groß angelegte Programme treten.

TF: Allerdings, denn hier tickt eine Zeitbombe! Es ist dringend nötig, flächendeckende Schulungsprogramme einzurichten, am besten schon in den Kindergärten. Information tut Not, und vor allem Motivation! Schon in den Schulen sollte aufgeklärt werden, was in unseren Lebensmitteln drin ist: Was bringt so ein Big Mäc an Kalorien mit? Das ist der erste Schritt zurück zum gesunden Essen. Wir sind zu wenig über die Gefahren von Fast Food unterrichtet. Nicht erst in der Diabetes-Schulung, sondern schon viel früher müsste hier angesetzt werden. Und gesundes Essen ist da nur die eine Seite, Bewegung die andere! Dass schon Kinder mehrere Stunden täglich vor dem Fernseher verbringen, statt sich draußen zu bewegen, ist grauenhaft. Ein träger Lebensstil ist damit schon programmiert.

EL: Hat man erst einmal Diabetes, heilen zum Beispiel Wunden schlechter und die Infektionsgefahr ist auf alle Fälle größer. Gerade an die Gefährdung alter Leute sollte man hier denken, denn in Deutschland leben ca. 20 Millionen alte Menschen. Davon sind eine Million Demenzkranke, und der Altersdiabetes, also der Typ-2-Diabetes, schleicht sich langsam in die Gesellschaft. Was für einen Rat gibst du denn alten Menschen, die wirklich auf Hilfe angewiesen sind und mit Diabetes im Seniorenheim sitzen?

TF: Bei den alten Leuten ist sehr stark die Familie gefragt, sonst ist bald die Dialyse angesagt. Das hängt natürlich davon ab, wie gut der Diabetes eingestellt ist und wann er zum ersten Mal aufgetreten ist, aber wenn jemand sich selbst nicht mehr darum kümmern kann – und es ist eben ein ständiges Sich-damit-Auseinandersetzen –, dann brauchst du jemanden, der das für dich macht. Aber je älter die Leute sind, die vom Diabetes eingeholt werden, desto schwerer fällt es ihnen, sich an das Spritzen zu gewöhnen. Zuerst haben sie ziemliche Hemmungen, auch wenn das Stechen eigentlich gar nicht wehtut. „Das kann ich nicht“, „Das schaff’ ich nicht“ habe ich auf den Schulungen immer wieder gehört. Der Anfang ist auch wirklich hart. Aber wenn die Gewohnheit siegt, legt sich das schnell, und man kann das Spritzen ja auch üben. Man darf nicht überlegen, sondern: Kappe ab, Nadel rein, raus, fertig. Es geht, und es muss gehen!

EL: Was rätst du also denjenigen, bei denen gerade frisch Diabetes diagnostiziert wurde, die aber mit ihrem Schicksal hadern. Meist fehlt ihnen ja ein positives Vorbild!

TF: Alle Menschen, die sich mit dem Spritzen schwertun, sollten sich einen kleinen Jungen zum Vorbild nehmen, den ich auf meiner allerersten Schulung kennengelernt habe. Er war nur vier Jahre alt, konnte noch nicht lesen oder schreiben, aber er konnte sich spritzen. Wir waren alle fasziniert, und ich dachte: „Wenn der das kann, kann ich das auch!“ Das war meine Motivation: Wenn mir ein Vierjähriger zeigt, wie das geht. Das war eine Kernsituation!

Gesünder unter 7

EL: Tommy, du unterstützt seit einiger Zeit die Aufklärungskampagne „Gesünder unter sieben“. Was ist das für eine Aktion?

TF: Diese Aktion tourt durch verschiedene deutsche Städte und klärt die Bevölkerung darüber auf, wie man Diabetes erkennt, was bei Diabetes wichtig ist und wie sich durch die richtige Therapie Folgeschäden vermeiden lassen.

EL: Und was bedeutet dabei „unter sieben?“

TF: Das bezieht sich auf den sogenannten HbA1c-Wert, der Langzeitblutzuckerwert, der über die Qualität der Blutzucker-Einstellung Auskunft gibt. Genauer gesagt, er gibt den Anteil des „verzuckerten“ roten Blutfarbstoffs (Hämoglobin) am Gesamthämoglobin wieder. Dieses stabile „Zucker-Hämoglobin“ oder „HbA1c“ entsteht bei jedem Menschen, nicht nur bei Diabetikern, und ist abhängig von der durchschnittlichen Blutzuckerkonzentration.

EL: Tommy, kannst du das auch einfacher ausdrücken?

TF: Klar: Je höher der Blutzuckerspiegel über einen gewissen Zeitraum ist, desto höher ist auch der HbA1c-Wert. Mit diesem Wert kann der Arzt den durchschnittlichen Blutzuckerspiegel der letzten acht bis zehn Wochen ermitteln, unabhängig davon, ob die Blutzuckerwerte in der Zwischenzeit stark angestiegen oder gesunken sind. Deswegen wird der HbA1c-Wert auch Langzeitblutzuckerwert genannt.

Dieser Wert stellt also als „Langzeit-Blutzucker-Gedächtnis“ den durchschnittlichen Blutzuckerspiegel über mehrere Wochen dar und – darum geht es nämlich – wird zur Einschätzung des langfristigen Risikos für Folgeerkrankungen herangezogen. Und um dieses Risiko möglichst gering zu halten, sollte das Ziel jeder Diabetes-Therapie mindestens ein HbA1c-Wert unter sieben Prozent sein, daher „unter 7“.

Je weiter sich der Langzeitblutzuckerwert HbA1c bei Diabetikern dem Normalbereich annähert, desto ausgewogener ist das Verhältnis zwischen Insulin und Glukose, also Traubenzucker, im Körper. Bei gesunden Menschen liegt der Wert zwischen 4,5 und 6,5 Prozent, bei Patienten mit gut eingestelltem Diabetes zwischen 6,5 und 7 Prozent und bei schlecht eingestellten Diabetikern über 7,5 Prozent.

EL: Was passiert, wenn ich diesen Wert von 7 Prozent nicht einhalte?

TF: Die Rechnung ist ganz einfach: Spätestens wenn der HbA1c-Wert über 7 Prozent liegt, muss gehandelt werden. Auch wenn noch keine Beschwerden spürbar sind: Der Körper ist bereits der Gefahr von Spätfolgen ausgesetzt, und genau das ist es, was wir auf den Aktionen vermitteln wollen. Ich habe Betroffene kennengelernt, die einen Langzeitblutzuckerwert von 16 Prozent und höher haben! Mit ein Grund, dass ich mich an den Aufklärungsaktionen beteilige, denn hier besteht ein starker Aufklärungsbedarf! Eine gute Therapieeinstellung hilft Komplikationen vorzubeugen, und dazu muss man seine Werte kennen. Ich lasse meinen HbA1c-Wert spätestens alle zehn Wochen messen. Nur eine ständige Kontrolle hilft, Folgeschäden wie Amputationen, Erblindung oder Nierenversagen vorzubeugen.

EL: Es ist natürlich sehr schwierig, die Leute davon zu überzeugen, dass sie gefährdet sind, wenn sie selbst die schleichenden Veränderungen gar nicht bemerken.

TF: Richtig, das ist nicht ganz einfach. Bis zur Diagnose des Diabetes vergehen häufig viele Jahre, in denen der Blutzucker zu hoch ist, sodass bereits die ersten feinen Gefäße und Nerven geschädigt sind. Diese Schädigungen schreiten schleichend voran und werden von den Diabetikern aufgrund des verminderten Schmerzempfindens kaum wahrgenommen. Betroffene sollten daher ihren Langzeitblutzuckerwert kennen und diesen vor allem regelmäßig von ihrem Arzt kontrollieren lassen.

Außerdem lohnt sich eine Senkung des HbA1c-Wertes: Schon bei einer einprozentigen Senkung ist das Risiko für diabetesbezogene Komplikationen um 21 Prozent niedriger, für Herzinfarkte um 18 Prozent, für Schlaganfälle um 15 Prozent und für Folgekrankheiten an Augen und Nieren um 35 Prozent.

EL: Wie oft sollte der HbA1c-Wert gemessen werden?

TF: Der Langzeitblutzuckerwert HbA1c sollte zusätzlich zu der täglichen Selbstkontrolle einmal pro Quartal beim Arzt gemessen werden. Den Überblick über alle gemessenen Werte erhält man am besten, wenn man die Ergebnisse der Untersuchungen im Gesundheitspass oder im Diabetiker-Tagebuch dokumentiert.

Check-ups beim Arzt: unerlässlich!

EL: Lässt du auch andere Werte messen, zum Beispiel Blutfett oder Cholesterin?

TF: Sicher. Das sollte jeder tun, auch wenn er noch nicht erkrankt ist, denn Diabetes Typ 2 ist meist Teil einer komplexen Stoffwechselstörung, des sogenannten Metabolischen Syndroms. Es wird auch „das tödliche Quartett" genannt. Dazu gehören zu hoher Blutdruck, Fettstoffwechselstörungen, also zum Beispiel schlechte Cholesterinwerte, Fettleibigkeit und eben der gestörte Zuckerstoffwechsel. Daher müssen neben dem Zucker auch das Fett und der Blutdruck im Blick bleiben! Meine Werte waren bei der letzten Messung O.K. Außerdem treibe ich viel Sport, daher bin ich auf der sicheren Seite.

EL: Wie oft sollte man denn zum Arzt gehen, um seine Werte überprüfen zu lassen?

TF: Man sollte mindestens einmal im Jahr zur Nierenuntersuchung und am besten auch zum Augenarzt gehen, um den Augenhintergrund untersuchen zu lassen. Dort kann man nämlich am frühesten sehen, ob schon Spätschäden im Anmarsch sind oder nicht. Bei dieser Untersuchung wird geprüft, ob die Blutgefäße der Netzhaut durch einen permanent erhöhten Blutzuckerspiegel geschädigt sind. Die Untersuchung der Augen ist völlig unproblematisch: Der Augenarzt stellt die Pupillen mit Augentropfen weit und kann mit einer sogenannten Spaltlampe eventuelle Veränderungen am Augenhintergrund erkennen. Wenn das Sehvermögen schon nachgelassen hat, kann man die Sehkraft zwar durch Operationen oder Laserbehandlung zu weiten Teilen wiederherstellen, aber man sollte es erst gar nicht so weit kommen lassen!

EL: Tommy, deine Krankheit kann nicht geheilt werden. Du bist täglich mit ihr beschäftigt. Mal am Strand, mal im Flugzeug – wie machst du das? Dein Geist muss ja immer wach sein, sonst fällt dein Wert in eine schlechte Richtung. Dieses Kopfkino, mit dem bist du ja allein. Wie kompensierst du das?

TF: So denke ich gar nicht. Ich muss schauen, dass mein HbA1c-Wert unter 7, maximal unter 8 liegt. Unter 7 ist die Gefahr des Unterzuckers. Genau wissen kann man das nicht, denn auch wenn ich Sport mache, verbessert er sich manchmal nicht. Immerhin ist man nicht gleich im roten Bereich. Wichtig ist, dass der HbA1c-Wert unter Kontrolle ist – den kann nur der Arzt testen –, damit alles normal weiterläuft. Nur so hat man die Chance, dass im Alter alles so weiterläuft und keine Folgeschäden auftreten! Ich habe die letzten 30 Jahre keine Probleme gehabt und ich will und werde auch die nächsten 30 Jahre keine Probleme haben. Ich hoffe und bin überzeugt davon, dass ich mit 80 noch so fit wie mein Vater heute sein werde. Angst habe ich nicht!

Nervig ist das Spitzen natürlich manchmal schon. Klar, manchmal habe auch ich damit Probleme, schließlich bin ich auch nur ein Mensch. Dann reicht es mir, ich brauche ein Ventil und nehme mir die Freiheit, auch mal unkontrolliert zu sein, aber das rächt sich: Entweder gerate ich dann in den Unterzucker oder spritze mir in der Nacht zu viel Insulin, weil ich es nicht mehr im Griff habe. Man sollte es sich zweimal überlegen, ob das vierte Glas Wein noch sein muss, aber manchmal passiert es eben doch.

EL: Ist Insulin also dein bester Freund?

TF: Wenn ich an meine besten Freunde denke, dann sind das Camillo Dornier und Hannes Eitner, mein ehemaliges Bandmitglied, Musiker wie ich. Nein, Insulin würde ich nicht als Freund bezeichnen, sondern als Lebensretter. Ohne Insulin wäre ich mit 19 oder 20 in die Grube gefahren. So muss man das sagen. Ich säße nun, 30 Jahre später, nicht hier!

Den perfekten Tag gibt es nicht

EL: Was empfiehlst du jemandem, der in deinem Alter Diabetes bekommt?

TF: Man sollte sich einen diabetologisch ausgebildeten Arzt suchen, zu dem man Vertrauen hat und der einen gut einstellen kann. Das Beste ist es, in eine Klinik zu gehen und sich einer einwöchigen Schulung zu unterziehen, um zu wissen, was für Gefahren drohen. Denn wenn man eben nicht oder falsch spritzt, drohen Spätschäden, und von denen werden dir in der Schulung Fotos gezeigt, dass es auch dem störrischsten Patienten vergeht, sich gegen das Insulinspritzen zu wehren.

EL: Wenn mal wirklich was ist, dann kommst du ja sozusagen schon immer mit einer Krankheit. Nimmt der Arzt darauf Rücksicht, dass du Diabetiker bist?

TF: Ja, aber man muss schon aufpassen. Bei Fieber oder einer Grippe etwa steigt der Blutzucker einfach. Dann muss man mehr spritzen und mehr testen, auch wenn man keinen Hunger hat. Oder bei Magen-Darm-Verstimmungen: Du denkst, du musst nichts spritzen, weil du ja nichts isst, aber damit liegst du falsch. Daher ist es völlig korrekt: Wenn man als Diabetiker krank wird, muss man seine Werte gut im Blick haben. Nur ein optimal eingestellter Blutzucker schützt vor den gefürchteten diabetischen Folgeerkrankungen!

EL: Die Diabetes-Erfahrung wirkt sich ja nicht nur körperlich, sondern auch psychisch aus. Man braucht ja auch vertraute Menschen, die einem helfen, aber was machen die, die niemanden haben? Die brauchen ja wieder den Arzt, der die einzige Kontrollinstanz ist. Schließlich besteht derzeit nur eine geringe Hoffnung, dass Typ-1-Diabetiker wie du eine Chance auf echte Heilung haben. Was sagt denn die Medizin heute zu einem Diabetiker? Da gibt es ja auch immer bestimmte Moden oder Empfehlungen, je nachdem, wie der Forschungsstand gerade ist.

TF: Die Tendenz heute ist eher zu sagen, man soll weniger spritzen, damit man nicht so schnell in den Unterzucker rutscht. Ich tendiere aber eher dazu, etwas mehr zu spritzen. Dadurch ist die Gefahr der Unterzuckerung zwar größer, aber mein Langzeitblutzuckerwert ist dadurch besser und die langfristige Entwicklung des Diabetes positiver: Ich vermeide Spätschäden besser.

EL: Glaubst du, es wäre ein anderer Mensch aus dir geworden, wenn du keinen Diabetes bekommen hättest?

TF: Das ist schwer zu sagen. Aber ich glaube, es wäre nicht viel anders gekommen. Es ist eine ständige Gratwanderung, und oft hast du natürlich das Gefühl „Jetzt mag ich nicht mehr.“ Aber du hast ja keine Alternative! Den perfekten Tag gibt es für Diabetiker eben nicht: Man muss immer seine Werte im Blick haben. Mal spritzt man zu viel, mal zu wenig, mal ist man im Unterzucker, mal darüber ...

EL: Das erfordert aber eine hohe Motivation, immer weiterzumachen.

TF: Ja, da muss man eben durch! Aber ich muss auch sagen, dass es mit den modernen Insulinen heute sehr einfach und zuverlässig geworden ist. Das Risiko für Unterzuckerungen ist deutlich reduzierter, und die verzögerte Aufnahme der Nachtspritze in den Blutkreislauf hat meist einem gleichmäßigen, flachen Insulinspiegel zur Folge. Kritiker würden vielleicht sagen: „Nimm doch eine Insulinpumpe, mit der immer die richtige Dosis an Basisinsulin abgegeben wird, dann hast du weniger Sorgen."

EL: Warum trägst du keine Pumpe? Das klingt immerhin sehr praktisch.

TF: Es ist hauptsächlich eine Frage des persönlichen Geschmacks. Die Pumpe ist immer am Körper dran, sie ist zwar kleiner als eine Zigarettenschachtel, aber mir behagt einfach die Vorstellung nicht, ständig eine Nadel im Bauch zu haben. Das erspart zwar das ständige Spritzen, denn die Insulinzufuhr funktioniert automatisch über eine Programmierung, und den zusätzlichen Insulinbedarf zum Essen kann man per Knopfdruck abrufen. Aber auch mit einer Pumpe bleibt einem das Blutzuckermessen nicht erspart, denn bisher können die Pumpen nicht den Blutzuckerspiegel messen und dementsprechend dosiert das Insulin abgeben. Ich weiß allerdings von vielen Menschen, dass sie ihre Pumpe nicht mehr missen wollen. Man kann damit duschen, Sport treiben und Schwimmen gehen, und wenn sie beim Sex stört, kann man sie auch mal für zwei Stunden abnehmen. Die Umstellung auf Insulinpumpe erfordert auch eine weitere intensive Schulung und wird nur Menschen geraten, die schon länger Erfahrung mit der intensivierten Insulintherapie haben, also tagsüber schnelles Insulin und abends das Langzeitinsulin spritzen.

EL: Sprechen wir mal über die Menschen, die nicht so bewusst leben wie du und nicht daran interessiert sind, sich gesund zu ernähren und fit zu bleiben. Was macht denn so jemand mit seinem Diabetes?

TF: Der wird an seinem Leben vermutlich gar nichts ändern und weiter täglich seinen Schweinebraten essen und Bier trinken und sich dann eben dementsprechend spritzen. Er wird nicht auf den Zucker aufpassen, nicht seine Werte prüfen. Das heißt, er wird irgendwann Probleme mit den Augen bekommen, mit den Nieren und schlimmstenfalls in der Dialyse enden, zweimal die Woche. Er kann Zehen verlieren, die Füße, die Beine. Es ist wie bei einem starken Raucher, denn die Arterien gehen durch den Zucker, der nicht genügend gesenkt wird, kaputt. Aber bereits in der Schulung bekommt man diese Folgen sehr drastisch anhand von Bildern vor Augen geführt, und auch ich bekam gesagt: „Natürlich können Sie zehn Jahre lang mit den Diabetes machen, was Sie wollen, aber irgendwann werden Sie die Quittung bekommen, und die wird heftig ausfallen." Das habe ich mir zu Herzen genommen, und etwas anderes kann ich auch niemandem raten.

EL: Also nach dem Motto: „Bedenke bei allem, was du beginnst, auch das Ende".

TF: Ganz genau!

EL: Diabetes muss ja kontrolliert werden. Wie sieht das bei den Ärzten aus: Fordern sie ihre Patienten schriftlich auf zu kommen, wenn sie lange nicht mehr da waren?

TF: Nein, das ist jedem selbst überlassen. Viele Kliniken bieten Kurse an, es gibt viele Diabetologen, Diabetesberater und Diätassistenten, die beraten, was die richtigen Lebensmittel sind. Wenn man sich nicht selbst jeden Tag selbstständig checkt, ist es natürlich besser, man geht wenigstens regelmäßig zur Untersuchung, wo das Wissen aufgefrischt wird und man etwas über die aktuelle Forschung erfährt.

Zwischen Über- und Unterzuckerung

EL: Wie steht es mit dir selbst, warst auch du einmal undiszipliniert?

TF: Was das Essen, das Testen und die Kombination von Insulin und Nahrungsaufnahme betrifft und den Sport, den ich nach meiner schweren Krankheit wieder aufgenommen habe, gab es keine Phase, wo ich wirklich undiszipliniert war. Ich weiß von anderen, die nicht aufgepasst haben und nun Probleme mit den Augen haben. Ein Bekannter von mir war wirklich gegen alle Ratschläge immun und wurde letztendlich blind. Durch eine rechtzeitige Bauchspeicheldrüsen- und Nierentransplantation könnte das eventuell verhindert werden. Man muss Glück haben, denn es ist eine Riesenoperation. Mir hat ein Arzt auf einem großen Diabetestag gesagt: „Jetzt sind Sie so lange so gut in Schuss, da passiert nichts mehr." Das klang für mich schon fast zu gut, denn passieren kann immer was. Aber ich will ja in 20 Jahren immer noch gut sehen, also halte ich mich an die Spielregeln, und das sollte sich jeder wert sein.

Mir ist der Fall einer jungen Frau bekannt, die mit neun Jahren Diabetes Typ 1 bekam und der es heute, mit 26 Jahren, extrem schlecht geht. Sie bräuchte zwei neue Nieren. Weil sie sich nicht mit ihrer Krankheit identifizieren konnte, lebte sie jahrelang dagegen an, geriet ständig teils in den Unterzucker, teils in den Überzucker: Wenn du vor einem kohlenhydratreichen Essen nicht genügend spritzt, gerätst du in eine Überzuckerung, weil dein Körper den in den Mahlzeiten enthaltenen Zucker nicht abbauen kann. Solange sie phasenweise im Krankenhaus war, ging das gut, aber sobald sie auf sich gestellt ist, lässt sie sich gehen.

EL: Erlebst du selbst auch manchmal diesen Überzucker?

TF: Der Überzucker ist bei Weitem nicht so akut gefährlich wie der Unterzucker. Er betrifft hauptsächlich Menschen, bei denen der Diabetes noch nicht festgestellt wurde, die also ohnehin schon erhöhte Blutzuckerwerte haben, oder eben die, die schlecht eingestellt sind. Was mich persönlich betrifft: Wenn ich darüber liege, werde ich unleidlich. Es fühlt sich für mich an, als hätte ich eben „zu viel Zucker im Blut“ – etwas passt nicht. Ich kann's nicht genau beschreiben.

EL: Gerätst du eher in den Überzucker oder eher in den Unterzucker?

TF: Das Problem beim Typ-1-Diabetiker ist eher der Unterzucker, und so gefährlich das ist, manchmal habe ich auch lustige Geschichten zu erzählen: Als Cornelia die erste Nacht bei mir verbracht hatte und am nächsten Morgen neben mir aufwachte, lag ich im Unterzucker-Koma. Ich hatte mich vielleicht ein wenig zu sehr angestrengt! Die Arme wusste natürlich überhaupt nicht, was los war, und rief sofort den Notarzt. Dummerweise hatte sie keine Ahnung, wo sie war, sie wusste nur, dass sie irgendwo in Grünwald war! Also rannte sie erst einmal vor die Tür, um nachzusehen, welche Straße, welche Hausnummer ... Ich habe davon natürlich nichts mitbekommen, und als ich irgendwann aufwachte, standen links und rechts zwei Sanitäter an meinem Bett und hatten mir bereits eine Infusion gegeben, reine Glukose. Und da war ich immerhin schon 23 Jahre lang Diabetiker!

Nachdem ich versuche, meinen Wert immer so tief wie möglich zu halten, um das Risiko von Folgeschäden zu minimieren, besteht natürlich immer die Gefahr, „abzuschmieren". In letzter Zeit raten mir die Ärzte, lieber etwas weniger zu spritzen, und mein Langzeitblutzuckerwert liegt etwa bei 5,1, ein super Wert. So lange er nicht über 7 oder besser 6,5 geht, ist es gut. Ich versuche jetzt, mich bei 6,2 bis 6,8 einzupendeln.

EL: Das ist also eine tägliche Gratwanderung.

TF: Ja, mit der Unterzuckerung oder Hypoglykämie, wie sie medizinisch heißt, ist nicht zu spaßen. 1980 zum Beispiel hatte ich in Mexiko, in Cancún, ein prekäres Erlebnis. Im Hotel hat ein reizendes Mädchen gearbeitet, die mich zu sich eingeladen hat. Ich fahre also mit dem Bus dorthin, verbringe einen schönen Tag mit ihr und treffe sie irgendwann wieder im Hotel. Sie lädt mich wieder ein, und ich sage nicht nein. Aber auf dem Weg zu ihr verlaufe ich mich diesmal total. Auf einmal merke ich, wie ich in den Unterzucker gerate – und ich habe keinen Traubenzucker dabei! Da wurde mir schon anders! Zum Glück fiel mir an der nächsten Ecke ein „Coca-Cola"-Schild ins Auge – meine Rettung! Ohne diesen kleinen Laden wäre ich den Bach runtergegangen. Da kommt man schon ins Schleudern. Die Wohnung des Mädchens habe ich dann übrigens doch noch gefunden.

EL: Wärst du mit dem Auto gekommen, wärst du vielleicht einfach irgendwo am Straßenrand stehen geblieben und alle hätten gedacht: „Der schläft", und es wäre vorbeigewesen!

TF: Das kann passieren! Das Problem ist, dass der Diabetiker selbst oft nicht weiß, wenn etwas nicht mehr stimmt. Das geht mir genauso, und dann merke ich plötzlich, dass mir irgendwer etwas zum Essen gibt. Am Ayers Rock in Australien zum Beispiel saßen wir nach dem Drehen im Hotel zusammen. Es herrschte gute Stimmung, und auf einmal – ich wusste nicht wieso – springt unser Kameramann auf und stellt mir eine Cola vor die Nase: Er hatte erkannt, dass ich im Unterzucker war.

Vor allem am frühen Morgen besteht die Gefahr, dass ich abtauche. Wenn man zu viel Alkohol trinkt, sinkt der Blutzucker, und man kann frühmorgens ins Unterzuckerkoma fallen! Cornelia weiß das aber – das hat sie nach diesem Horrorerlebnis nach der ersten Nacht schnell gelernt! – Sie merkt das daran, ob ich verschwitzt bin, oder sie hört es an meinem Atem. Sie muss mich wecken, aber ich bin manchmal wie abgeschaltet und wehre mich sogar, Traubenzucker zu mir zu nehmen.

Manchmal passiert es aber auch „einfach so“: Eines Abends saß ich mit einem Freund im Restaurant, esse nichts, gehe nach Hause und – dort zieht es mir die Füße weg! Ich bin in der Küche voll mit den Vorderzähnen auf die Abdeckung meiner Spülmaschine geknallt. Die Einkerbung blieb lange erhalten, quasi als Mahnmal. Seither ist mir das zum Glück nicht mehr passiert. Aber: So schnell wie der Blutzucker runtergeht, so schnell bringt man ihn auch wieder hoch. Ich brauche dann eben schnell Traubenzucker und komme in Nullkommanix wieder zu mir.

EL: Für Eltern ist das ja das reinste Horrorszenario!

TF: Das weiß ich aus eigener Erfahrung! Die Eltern, der Partner sind immer am meisten in Sorge, und deshalb trägt man Verantwortung: Nicht nur für sich selbst, auch für die Leute, denen man wichtig ist. Also: Immer vorher klarmachen! Wenn ich anfange, Unsinn zu reden, also in den Unterzucker rutsche, dann brauche ich einfach nur Cola oder ein Stück Traubenzucker. Kommunikation ist der entscheidende Punkt!

Und für die anderen ist es meist ein geringeres Problem als für einen selbst: Als ich einmal im Flugzeug nach Delhi saß und dachte, gleich wird das Abendessen serviert, stattdessen aber plötzlich erst noch ein Film gezeigt wurde, rauschte ich in den Unterzucker, da ich schon gespritzt hatte. Der Stewart war sofort bei mir, brachte mir etwas und fragte, warum ich denn nichts gesagt hätte, er hätte mir doch gleich etwas zu essen gebracht.

EL: Wie oft kommt so etwas bei dir vor?

TF: Das passiert mir relativ selten, aber es kann eben passieren. Man ist dann nicht mehr Herr seiner Sinne. Es könnte natürlich auch beim Autofahren passieren. Damit würde man nicht mehr nur sich selbst, sondern auch andere gefährden. Deswegen muss man unbedingt vorher messen, damit man weiß, dass nichts passieren kann. Das gilt für alle Lebenslagen. Ich merke immer noch, dass sehr viele Diabetiker keine Ahnung von Diabetes haben und wie man damit leben kann, vor allem, wie gut man damit leben kann. Man kann überall hinreisen und alles machen! Man muss nur ein paar Sachen beachten, wenn man also zum Beispiel in Kuba ist, muss man damit rechnen, dass der Kaffee, den man bekommt, schon vorgesüßt ist – und das muss man erst mal wissen!

Reisen sind mein Lebenselixier!

EL: Tommy, du hast ja eine Vision, die du mit allen Zuckerkranken teilen möchtest: „Mit Zucker kannst du alles machen." Wenn du so viel in der Welt unterwegs bist, wie wirkt sich da der Zucker aus? Wie verhält er sich auf Flug- oder überhaupt auf Reisen? Ist es nicht schwierig, in anderen Ländern mit dem Zucker klarzukommen?

TF: Ich kann es nur immer wieder sagen: „Leute, traut euch und verreist, auch wenn ihr Diabetes habt!“ Ich bin immer gern gereist und hatte nie größere Schwierigkeiten im Ausland.

EL: Was empfiehlst du bei Reisen?

TF: Man darf keine Angst haben. Oft höre ich, wenn ich von meinen Reisen erzähle: „Da hätte ich mich nicht getraut hinzufahren.“ Diese Einstellung muss man ändern! Sicher ist es nicht überall auf der Welt gleich gut mit der Diabetikerversorgung bestellt, zum Beispiel muss man in Burma schon sehen, dass man alles mitbringt, was man braucht, aber generell zu sagen: „Ich verreise nicht“, ist ein Fehler. Einige Dinge gibt es schon zu beachten, etwa sollte man benutzte Nadeln nicht unbedingt offen sichtbar in den Papierkorb im Hotelzimmer werfen, damit nicht der Verdacht auf Drogenmissbrauch entsteht. Aber das sollte eigentlich selbstverständlich sein, dass man da aufpasst – und in den meisten Ländern sind die Leute sehr aufgeklärt!

Nach meiner schweren Krankheit begann ich Anfang 2004 Vollgas zu geben und beschloss, in Länder zu reisen, die ich schon lange hatte bereisen wollen. Ich holte in den Jahren 2004 und 2005 vieles nach.

EL: Und du reist nicht nur, du schreibst auch darüber!

TF: Ja, als Journalist schreibe ich für „feel free“, das Diabetesmagazin von Ypsomed. Meine Reportagen sollen anderen Diabetikern Mut machen, Tipps geben und ihnen mit meinen Erfahrungen zur Seite stehen. Die Herausforderung, gerade als Diabetiker herauszufinden „Wie weit komme ich?“, „Wo sind die Limits?“, und das im verantwortlichen Umgang mit sich selbst, nehme ich an!

EL: Erzähl doch mal einige Highlights deiner Reisen, die dir im Zusammenhang mit dem Diabetes passiert sind.

TF: Für meine Blutzuckerwerte spielt auch das Klima eine wichtige Rolle: Je heißer es ist, desto weniger muss ich spritzen. In Australien zum Beispiel bewege ich mich ohnehin mehr: Ich bin viel zu Fuß unterwegs, erlaufe mir viel, das tut meinen Werten auch gut. Mein Körper braucht dann viel weniger Insulin. In Chile ging es mir genauso: Ich hatte einen 24-Kilometer-Marsch in den Bergen absolviert und vor lauter Faszination über die gigantische Naturkulisse völlig vergessen, wie sehr ich mich eigentlich angestrengt hatte – aber meine Werte waren einwandfrei, und ich konnte dem Unterzucker dadurch, dass ich mein Messgerät ständig parat hatte, immer Paroli bieten.

EL: Aber bei Stress sollte man doch vorsichtig sein, oder?

TF: Generell sollte man Acht geben, das ist richtig. In San Lorenzo, auf Costa Rica, machte ich im Regenwald eine „Canopy"-Tour. Dabei rast man, in eine Spezialvorrichtung eingegurtet, an einem Drahtseil von bis zu 40 Meter hohen Plattformen im Regenwald von einem Baum zum nächsten. Die Distanzen sind teilweise 700 Meter weit! Als Diabetiker sollte man vor diesem verrückten Erlebnis unbedingt den Blutzucker messen und sichergehen, dass keine Gefahr der Unterzuckerung besteht, während man da durch die Lüfte fliegt. Die Tour war insgesamt recht anstrengend, sozusagen ein Drahtseilakt im Dschungeltakt, aber eine der spannendsten Erfahrungen in meinem Leben!

Andere Länder, andere Möglichkeiten

EL: Was wäre denn für Diabetiker ein gutes Reiseland, wenn sie ein Fernziel anpeilen?

TF: Brasilien ist ein super Land für Leute mit Zucker. Es gibt Diabetikerdesserts in Restaurants, und egal, wo man in Brasilien einen Caipirinha ohne Zucker bestellt, bekommt man, ohne nachzufragen, flüssigen Süßstoff beigestellt. Im Hotel bekam ich jeden Tag eine kleine kulinarische Aufmerksamkeit der Direktion auf mein Zimmer gestellt: Diätschokolade, exotische Früchteteller, Quarkspeisen ... Das Essen ist hervorragend, egal, ob Fisch oder Fleisch, alles wird frisch und lecker zubereitet. Brasilien ist selbst für Vegetarier ein Schlaraffenland, die Landwirtschaft produziert Unmengen von verschiedenen Gemüsen, Früchten, Kräutern und Gewürzen.

In den Favelas, wo ich mich mit dem befreundeten Journalisten Johnny Maier aufhielt, sieht es allerdings anders aus: Dort herrscht Gewalt, und die Drogenmafia bestimmt den Alltag. Was ich dort gesehen habe, hat mich sehr betroffen gemacht. Johnny, den ich seit 25 Jahren nicht gesehen hatte, mit dem ich aber seit der Schulzeit in regem Postkartenaustausch stand, hat für seine engagierten Sendungen sogar einen Emmy Award erhalten. Die Leute dort haben wahrlich andere Probleme als Diabetes!

Was das Essen für Diabetiker betrifft, kann es, wie schon erwähnt, auf Kuba schwierig sein. Dort bekommen die Einwohner, ob groß oder klein, jeden Monat drei Kilo Zucker auf Essensmarken zugewiesen. Drei Kilo – wer soll das je verbrauchen? Aber den Leuten reichen diese drei Kilo nicht! Sie haben sich an ihre Megarationen gewöhnt, und es trinken schon kleine Kinder Cola! Light-Produkte existieren quasi nicht, und auf der anderen Seite können sich die Menschen den Blutzucker nur im Krankenhaus messen lassen. Auf Bermuda ist es ähnlich, die Leute leben fast nur von Junkfood und sind häufig übergewichtig: Kein Wunder bei den Bergen von Pommes, Ketchup und Cola, die dort vertilgt werden. Dementsprechend hat Bermuda auch ein gewaltiges Diabetes-Problem.

Die Aufklärung der Bevölkerung lässt an vielen Orten der Erde sehr zu wünschen übrig. Entweder gibt es kein Geld oder es besteht kein Interesse daran, vor den Gefahren einer so zuckerreichen Ernährung zu warnen. Je bildungsferner die Schichten sind, desto weniger wissen sie auch, was für sie gesund ist, und selbst *wenn* sie es wüssten, könnten sie sich meist einfach keine besseren Lebensmittel leisten.

EL: Und wenn die Leute dann Zucker entwickeln, ist ihre gesundheitliche Versorgung oft kaum gewährleistet.

TF: Ja, in anderen Ländern ist es um das Gesundheitswesen natürlich viel schlechter bestellt als bei uns. In China zum Beispiel sieht die Lage ganz anders aus als bei uns – was machen dort die Leute, bei denen Verdacht auf Diabetes besteht? Ich habe schon manchen Leuten dort mit meinem Gerät ganz fix den Blutzucker gemessen, und sie sind mir dankbar, denn wären sie in ein Krankenhaus gegangen, hätten sie drei Monate auf ihre Werte warten müssen. So konnte ich meinem Guide immerhin sagen, dass er keinen Zucker hat: mit einem für uns sehr billigen Gerät.

EL: Wie ist das auf Fernflügen: Was machst du mit dem Jetlag, der dir ja das Timing mit dem Langzeitinsulin, das du ja normalerweise nur nachts spritzt, durcheinanderbringt? Wie wirkt sich die Zeitverschiebung aufs Spritzen aus? Dein Körper muss sich da ja enorm umstellen, auch was eventuelle Temperaturschwankungen betrifft. Wie kriegst du da dein Gleichgewicht wieder hin?

TF: Auch da hilft nur messen! Stures Messen, am besten häufiger als normal, je nachdem, wie oft es im Flieger etwas zu essen gibt. Das Ziel meiner ersten Fernreise als Diabetiker war Argentinien, wo ich nur zweimal am Tag spritzen musste. Wie ich schon erwähnte, gab es damals nur Langzeitinsulin, das ja „abgegessen" werden musste, also musste ich alle zwei Stunden Kohlehydrate essen, um es abzubauen. Heute ist das ganz anders, ich spritze, bevor ich esse, und kann dadurch natürlich viel freier essen, muss aber natürlich öfter spritzen.

Bei einer Zeitverschiebung, wo der Tag sozusagen länger wird, ist das natürlich ein Vorteil. Dann muss ich timen, wann meine Ruhezeit ist, und spritze die Nachtspritze. Ich richte mich nach der „offiziellen" Zeit, auch wenn normalerweise schon meine Nachtspritze mit dem Langzeitinsulin fällig wäre. Erst zum „Nachtbeginn im Flieger" gebe ich mir dann die Nachtspritze. Das kommt auf die Zeitzonen an und erfordert etwas mehr Rechnerei. Das muss aber wie gesagt jeder für sich selbst herausfinden, da gibt es keine Faustregel! Man muss immer genügend Teststreifen zum Messen dabeihaben, und am besten einen Insulin-Pen extra, für den Fall, dass man einen verliert.

Ich will nicht, dass die Leute Diabetes auf die leichte Schulter nehmen, aber ein bisschen Lockerheit im Umgang damit muss schon dabei sein. Wer Diabetes hat, beschäftigt sich zwangsweise ohnehin mehr mit sich selbst und ist bewusster. Den Blutzucker muss man immer im Blick haben!

Info: Diabetes Typ 1 und Typ 2 – der Unterschied

Typ 1:
Abwehrstoffe greifen die insulinproduzierenden Zellen an

Der Diabetes Typ 1 ist eine sogenannte Autoimmunerkrankung. Bei solchen Erkrankungen besteht eine Fehlregulation des Immunsystems, sodass dessen Zellen körpereigene Strukturen zerstören. Im Fall des Diabetes Typ 1 produzieren Zellen des Immunsystems spezielle Eiweiße, sogenannte Antikörper, welche die Beta-Zellen der Bauchspeicheldrüse zerstören. Diese Zellen produzieren das Hormon Insulin, das den Blutzuckerspiegel senkt. Je mehr Beta-Zellen zerstört werden, desto **weniger Insulin kann produziert werden.**
→ Der Patient benötigt eine Insulinzufuhr von außen.

Typ 2:
Auch hier wird auf Dauer immer weniger Insulin produziert

Der insulinresistente Typ-2-Diabetes unterscheidet sich wesentlich vom Typ-1-Diabetes: Wird beim Typ 1 die Insulinproduktion immer geringer, bis hin zur völligen Zerstörung der insulinproduzierenden Zellen, so ist beim Diabetes Typ 2 – allerdings nur vorübergehend –

viel Insulin im Blutkreislauf. Die Bauchspeicheldrüse produziert aber dann mit der Zeit immer weniger Insulin, sodass auch hier letztlich der Insulinmangel dominiert.

→ Der Patient braucht Medikamente, die die Zellen wieder für Insulin empfindlich machen, sodass der Blutzucker sinkt. Da die Beta-Zellen der Bauchspeicheldrüse mit der Zeit dennoch schwinden, ist der Patient früher oder später auch auf Insulinzufuhr von außen angewiesen.

Achtung: Je nach Art und Dauer des Diabetes können verschiedene Behandlungsmethoden zur Anwendung kommen. Jeder Betroffene kann und muss selbst etwas tun, um eine möglichst gute Stoffwechsellage zu erreichen. Fragen Sie Ihren Arzt!

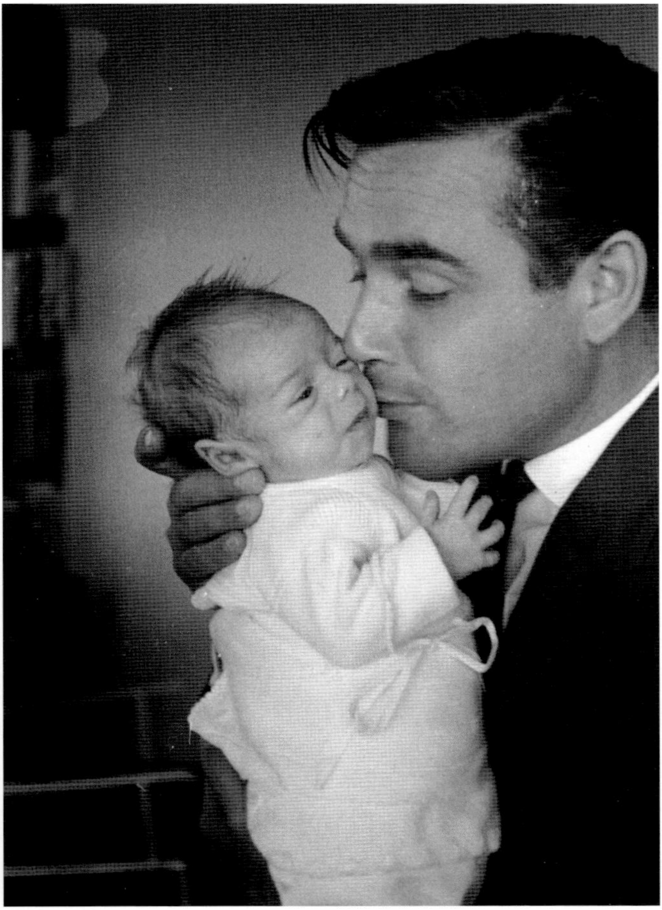

Thomas Fuchsberger als drei Wochen altes Baby auf dem Arm von Vater Joachim „Blacky“ Fuchsberger.

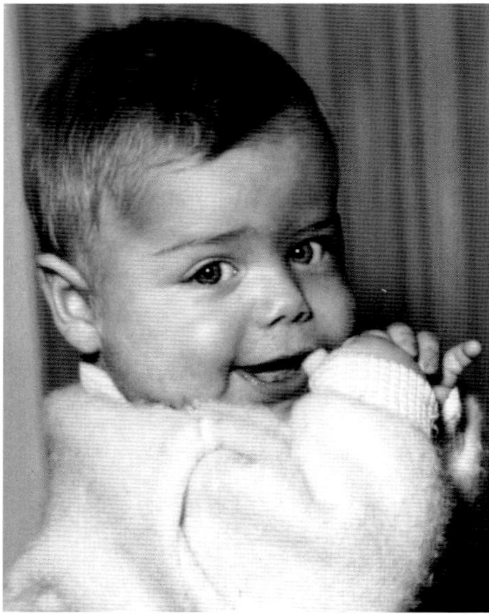

Tommy Fuchsberger im Alter von fünf Monaten.

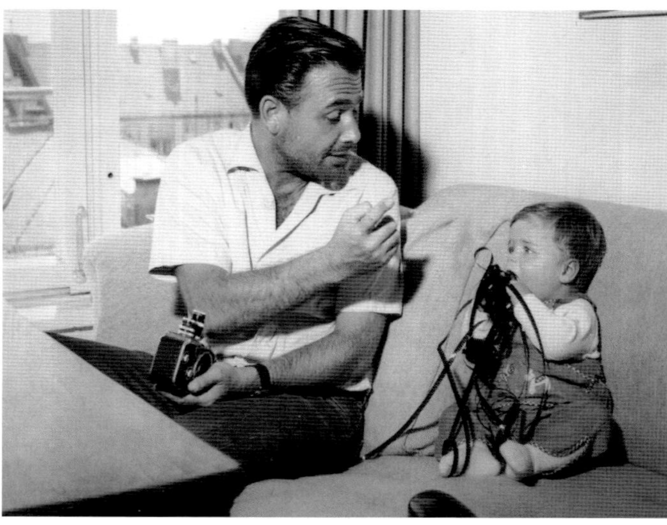

Tommy im Alter von zehn Monaten. Er hat die Filme von Vater „Blacky“ zum Fressen gern.

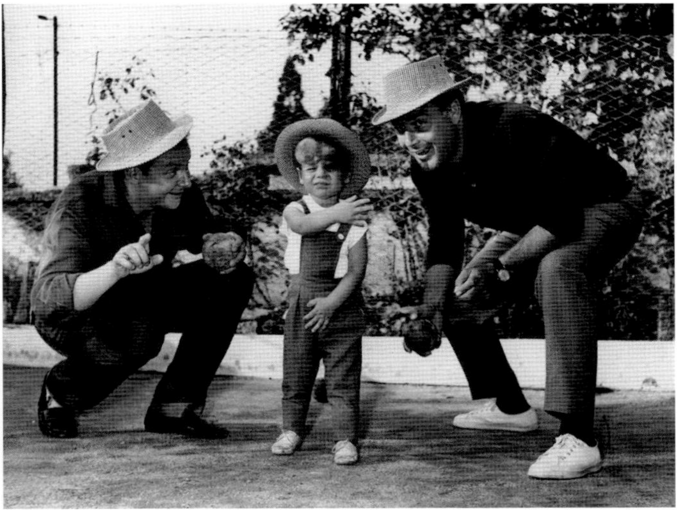

Tommy mit Harald Juhnke und Vater Blacky beim Boulespielen am Comer See.

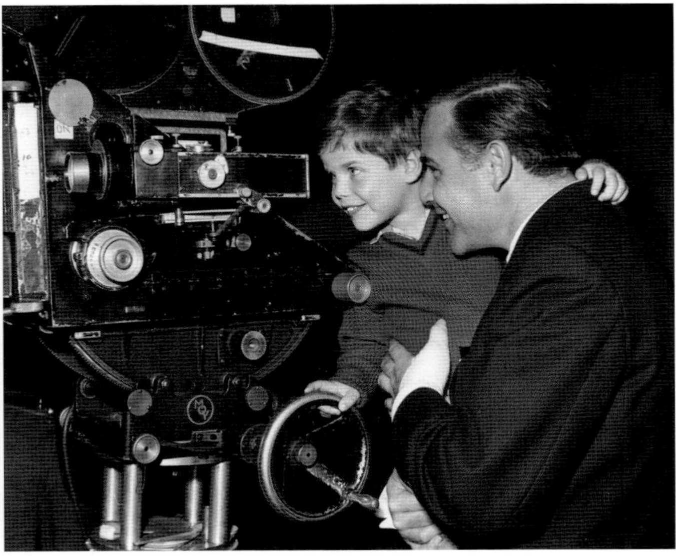

Tommy Fuchsberger mit Vater „Blacky" 1961 bei Dreharbeiten in London.

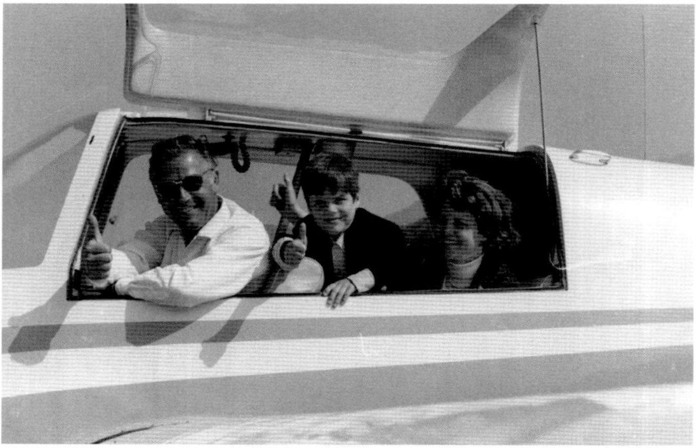

1965, Tommy mit Vater Blacky und Mutter Gundula bei einem „Aus-Flug".

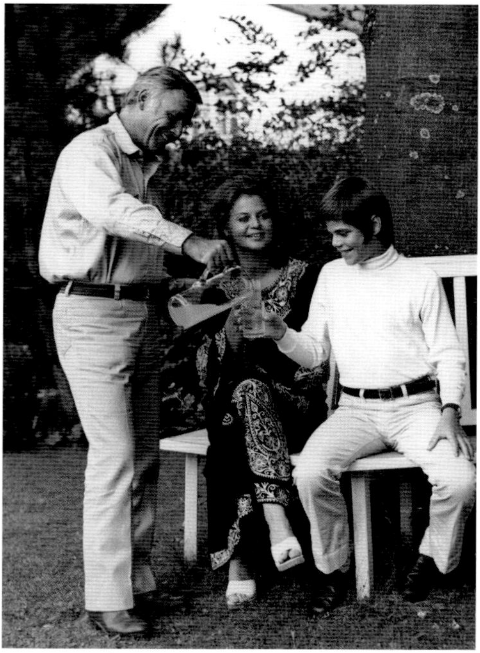

Tommy mit seinen Eltern im Garten in Grünwald bei München.

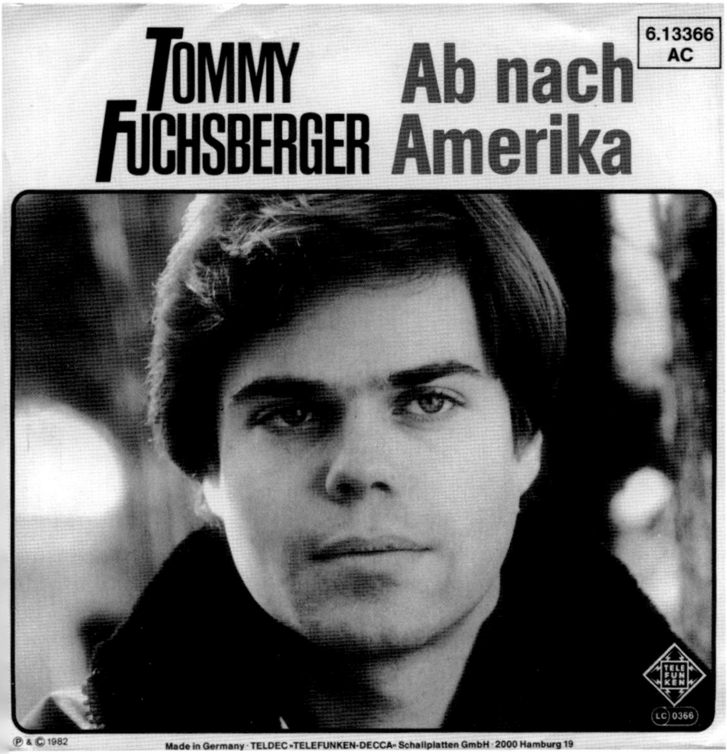

1982: Tommys Single „Ab nach Amerika“ wird ein Erfolg.

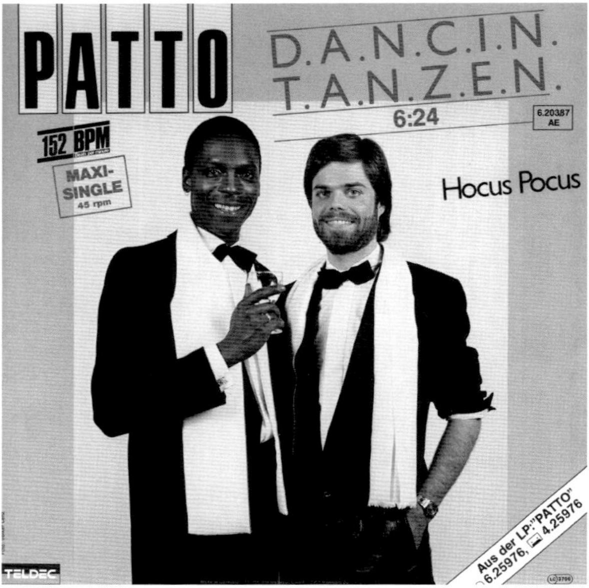

Das Duo ***Pat****rick Gammon und*
To*mmy Fuchsberger – genannt PATTO.*

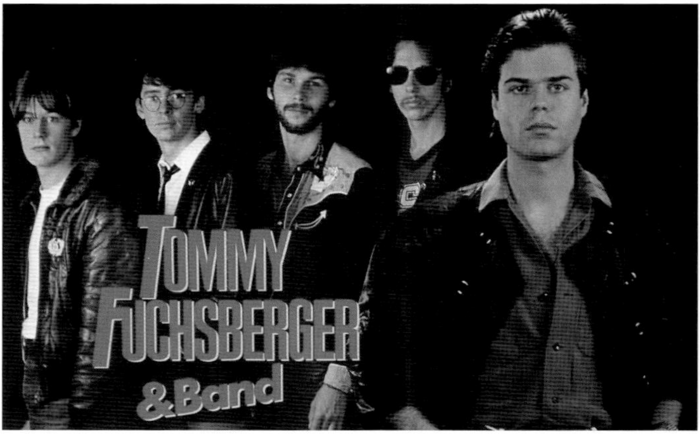

Thomas Fuchsberger 1979 mit seiner Band, bestehend aus: Hannes Eitner, Bernhard Seidel, Ludwig Eckmann und Eberhard Wormer.

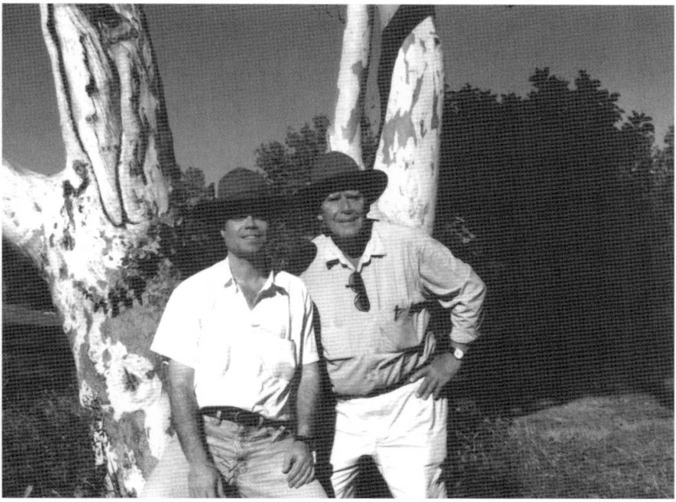

Tommy mit Vater Blacky 1990 bei Dreharbeiten zu ihrer TV-Serie „Terra Australis“ in Australien.

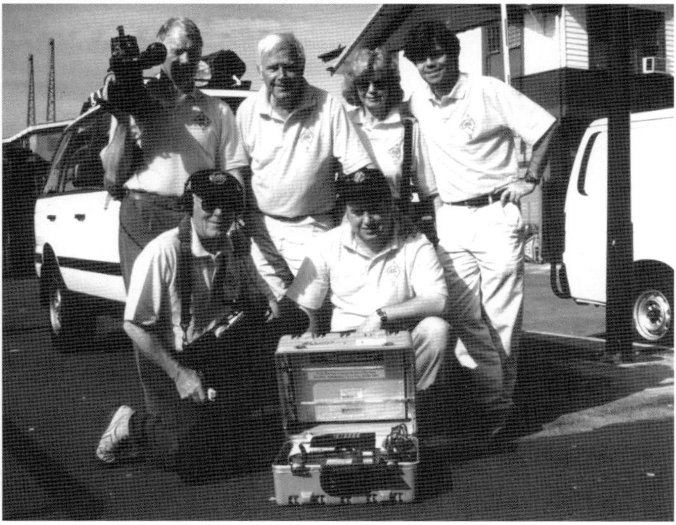

Tommy Fuchsberger (r.) mit dem Produktionsteam von „Terra Australis“ und mit seinen Eltern – Vater Blacky und Mutter Gundula.

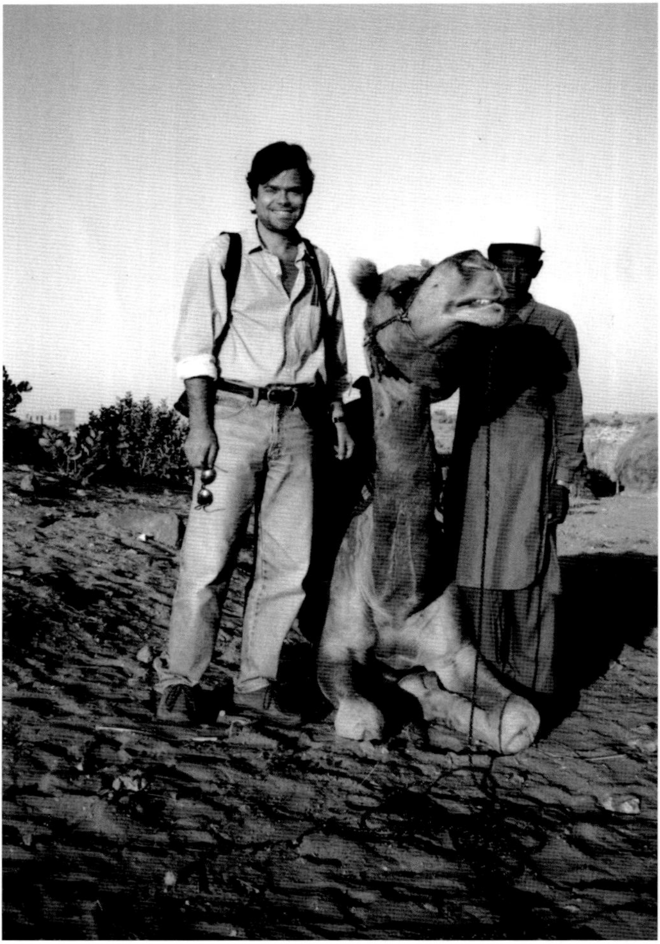

Tommy Fuchsberger 1998 in Rajasthan, Indien.

Verantwortung statt Abhängigkeit

Prävention ist das A und O!

EL: Tommy, wie sieht denn deine Einstellung zu den Medizinfirmen aus? Sicherlich kann man der Pharmaindustrie vorwerfen, sie wolle mit der Diabetesaufklärung nur wieder Geld verdienen. Andererseits muss man auch sehen, dass sich Firmen dort, wo die Gesundheitspolitik nicht genug leistet, teilweise sehr verdient um die Prävention machen können und den Leuten die Chance geben, sich zu informieren.

TF: Das stimmt! Daher sind mir meine firmenunterstützten Aufklärungskampagnen ganz wichtig. Immerhin haben wir eine Dunkelziffer von zwei Millionen Typ-2-Diabetikern, das heißt, bei diesen Menschen ist ein Diabetes vorhanden, aber sie wissen es noch nicht. Diese Menschen kann man am besten über groß angelegte Kampagnen erreichen. Und wenn wir in Einkaufszentren Umfragen machen, stellen wir fest, dass bereits 10 bis 20 Prozent der Angesprochenen schon Probleme haben, sei es mit dem Blutdruck, dem Gewicht oder mit dem Herzen!

EL: Was sagst du diesen Leuten, was ist deine Motivation, ihnen zu helfen?

TF: Meine Botschaft lautet: Gerade weil ich nichts für meinen Diabetes kann, will ich Millionen Menschen dieses Schicksal ersparen! Dieses Buch widme ich den

Millionen von Zuckerkranken in Deutschland: denen, die bereits Diabetes haben, und denen, die ihn bekommen werden. Ich will ihnen Mut machen.

EL: Gibt es außer dir noch weitere bekannte Persönlichkeiten, die sich für die Diabetes-Aufklärung einsetzen?

TF: Ja, und ich freue mich sehr, dass ich nicht der Einzige bin, der seine Prominenz für die Diabetes-Aufklärung nutzt: Karl Moik beispielsweise ist seit etwa zehn Jahren selbst betroffen und hatte von seinem Zucker erst erfahren, als er wegen eines Herzinfarkts behandelt wurde. Bei ihm ist es allerdings Typ-2-Diabetes, aber er ermuntert genau wie ich Betroffene dazu, ihren Lebensstil zu ändern, nämlich mit Sport und gesunder Ernährung. Er hat auf der Intensivstation am eigenen Leib erfahren, welchen Tribut Stress und falsche Essgewohnheiten fordern, und seitdem achtet er bewusster auf seinen Körper – und genau darum geht es ja. Er engagiert sich für die Stiftung „Chance bei Diabetes“ in der Deutschen Diabetiker-Stifung.

Auch der Schlagersänger Drafi Deutscher, der leider letztes Jahr verstorben ist, fühlte sich verantwortlich, offen mit seinem Diabetes umzugehen. Zum Beispiel hat er es sich nicht nehmen lassen, auf Benefizveranstaltungen, meist zugunsten von Kindern mit Diabetes, aufzutreten.

Die Theater- und Filmschauspielerin Judy Winter, die sich als Kuratorin der Berliner AIDS-Hilfe engagiert und mit anderen die jährlich stattfindende Gala „Künstler gegen AIDS“ begründete, bekam durch mich den Anstoß, nach Jahrzehnten des Schweigens bei Kerner an die Öffentlichkeit zu gehen und ihren Diabetes nicht mehr unter den Teppich zu kehren. Sie ist einmal in Australien beim Drehen umgefallen und keiner wusste, was tun! Man kann sterben, wenn man seine Umgebung nicht aufklärt. Und man kann nicht nur, man tut es auch: Immer wieder sterben Menschen, besonders Jugendliche. Sie wollen eben stark sein und so fit wie die anderen, und dann fallen Sie beim Biertrinken in der Disco plötzlich ins Koma. Wenn dann die anderen denken: „Oh, der schläft halt seinen Rausch aus", und nichts unternehmen, sind sie unter Umständen zum Tod verurteilt! Deswegen ist es ganz wichtig, eine positive Einstellung zu seiner Krankheit zu haben und sie nicht zu verstecken!

Keine Angst vor dem „Outing"

EL: Was rätst du denen, die sich nicht trauen, ihrem Umfeld zu sagen, dass Sie an Zucker leiden?

TF: Sie *müssen* sich trauen! Ganz wichtig für den Diabetiker ist, dass er immer und überall sagt, was los ist, dass er sich identifiziert mit der Krankheit. Man selbst muss sagen, dass das kein Nachteil ist. Man muss den irrigen Vorurteilen entgegentreten, Diabetiker seien weniger leistungsfähig oder nur beschränkt belastbar!

EL: Die Anti-Diabetes-Bewegung hat sogar einen internationalen Star: In den USA ist die Schauspielerin Halle Berry, die 2002 das Bond-Girl spielte, die Vorzeige-Prominente!

TF: Ja, bei ihr wurde in einem ähnlichen Alter wie bei mir Typ-1-Diabetes diagnostiziert, sie war 23. Anfangs war ihr der Diabetes peinlich, wenn sie mitten beim Drehen abbrechen musste, um zu spritzen, aber inzwischen geht sie total locker damit um. Sie sagt eben: „This is life!" Sie fiel einmal ins Koma, und seither engagiert sie sich ehrenamtlich in der „Juvenile Diabetes Association". Das ist ein Verband, der sich gegen die Verbreitung von Typ 2 bei Jugendlichen einsetzt. Gerade in den USA ist ja durch die schlechte Ernährung der Diabetes Typ 2 bei Kindern und Heranwachsenden extrem auf dem Vormarsch! Dort sitzen die Kinder noch häufiger vor dem Fernseher als bei uns und bewegen sich noch weniger.

EL: Wie wichtig ist es, dass man als Diabetiker die Dinge allein macht?

TF: Das ist ein sehr wichtiger Teil der Unabhängigkeit, die man sich bewahren kann. Man muss entweder mindestens alle drei Monate zum Arzt, um einen Checkup machen zu lassen, oder man checkt sich selbst. Das ist mir lieber, denn ich gebe ungern die Verantwortung für meine Gesundheit aus der Hand und will mir nicht ständig vom Arzt erklären lassen, was ich schon wieder falsch gemacht habe und tun soll. Ich versuche von vornherein, Fehler zu vermeiden. Ich teste selbst, und ich reagiere auf meine Werte selbst.

Oft betrachte ich mir die Leute auf der Straße und stelle immer häufiger fest, dass so viele Menschen übergewichtig sind oder rauchen. Ich kann es ihnen fast schon am Gesicht ablesen, wann sie ihren Diabetes entwickeln werden!

EL: Hast du selbst geraucht?

TF: Mir hat es zum Glück nie geschmeckt. Mein Vater war jahrzehntelang ein großer Pfeifenraucher, aber ich war da nie gefährdet – auch wenn man das jetzt denken könnte, wenn man sich das Umschlagfoto von Hansi Kraus, einem lieben Freund von mir, übrigens der Kinderschauspieler aus den „Lausbubengeschichten", anschaut – auch Karotten können ein Genuss sein, es muss nicht immer eine Zigarre sein! Zusätzlich zum Blutzucker zerstört Rauchen die Arterien. Und was man sich ersparen kann, sollte man sich auch ersparen!

Das Umfeld muss Bescheid wissen

EL: Tommy, lass uns auch einmal ansprechen, was es für den Partner konkret bedeutet, wenn jemand Diabetes hat.

TF: Das lässt sich so zusammenfassen: Der Partner muss reagieren können, wenn man im Unterzucker ist. Er muss sich beim Kochen darauf einstellen. Das heißt, die Lebensgewohnheiten müssen oft auch vom Partner selbst umgestellt werden, und er muss vor allem die psychische Komponente berücksichtigen und einigermaßen stabil sein, damit er die Stimmungsschwankungen des diabetischen Lebenspartners auffangen kann. Es ist eine ständige Gratwanderung.

EL: Wie spürt man diese Gratwanderung, diese „dark area"?

TF: Im Zweifelsfall immer: messen, messen, messen! Im Schnitt fünfmal täglich, bei starken Schwankungen öfter. Der Diabetiker muss autark sein, der HbA1c-Wert sollte, wie schon erwähnt, unter 7 Prozent sein. Den Wert erreicht man dadurch, dass man mehr misst und dementsprechend öfter spritzt, gleichzeitig ist aber auch die Gefahr der Unterzuckerung höher.

EL: Was rätst du Menschen, die ihre Blutzuckerwerte partout nicht in den Griff bekommen können?

TF: Sie sollten sich nicht durch schlechte Werte entmutigen lassen, sondern einfach weitermachen, eben immer einen Tick höher spritzen. Irgendwann normalisieren sich die Werte schon. Und immer aufpassen, denn den Unterzucker erkennt man meist zu spät! Und dann ist unheimlich viel Cola oder Dextropur nötig. Das Gehirn schaltet einfach ab, man ist wie im Vollrausch, hat Schweißausbrüche und kann sogar aggressiv werden, auch wenn man sich danach an nichts mehr erinnert.

EL: Welche Rolle spielt der Sport, wenn man Diabetes hat?

TF: Jeder kann und sollte Sport treiben, egal ob Diabetes oder nicht! Es gibt zahlreiche Beispiele für Leistungs- und Hochleistungssportler, die ihren Diabetes gut im Griff haben. Im Sport gibt es viele, die zeigen, dass man sich quasi nicht einschränken muss. Zum Beispiel der Bundesligatorwart bei Mainz 05, Dimo Wache: Er hat keine Probleme, Leistungssport und Diabetes zu vereinen. Er hat seit 1998 Diabetes. Gemerkt hat er es am Stress, der ihn jeden Abend so erschöpft hat, dass er nach der Ursache geforscht hat.

EL: Wie achtet so ein Mensch, der sportliche Höchstleistungen erbringen muss, auf seine Werte? Schließlich kannst du ja als Torwart nicht plötzlich sagen: „Oh, Moment, ich brauche kurz eine Pause, denn ich muss was essen!"

TF: Da muss man natürlich das Timing sehr gut im Griff haben. Aber es geht! Er muss eben darauf achten, circa zwei Stunden vor dem Spiel nicht mehr zu spritzen und entsprechend auch keine Kohlehydrate mehr zu sich zu nehmen. Die sportliche Aktivität steuert natürlich auch die Dosierung beim Spritzen, sodass es bei der Umstellung von Ruhepausen auf Trainingsphasen schwierig werden kann. Aber mit ein wenig Erfahrung ist das kein Problem. Profis merken genau, wenn sich ihr Blutzuckerspiegel senkt, und haben für diesen Fall immer Traubenzucker dabei.

EL: Ist Sport für Diabetiker generell empfehlenswert? Manchen trauen sich ja aus Angst vor Unterzuckerung nicht, Sport zu treiben!

TF: Im Gegenteil, für Diabetiker gibt es generell nichts Besseres als Sport! Er verhindert Übergewicht und stärkt das Herz-Kreislauf-System. Mit Sport fühlt man sich einfach besser, und die Dosierung des Insulins lässt sich trainieren. Als Typ-1-Diabetiker muss man dann sogar weniger Insulin spritzen. Ein anderer Spitzensportler, der Ex-Hockeyspieler Carsten Fischer, mit 259 Länderspielen für Deutschland und 154 Toren Rekordhalter in der deutschen Hockey-Hitliste, sagt das Gleiche: „Bewegt euch, dann braucht ihr weniger Insulin!“ Diabetiker sind in allen Leistungssportarten zu finden! Anja Renfordt etwa ist mit 24 mehrfache Weltmeisterin im Kickboxen, einer Mischung aus Boxen und Karate. Das verlangt ihr schon einiges ab, denn diese Sportart erfordert ein schnelles Reaktionsvermögen, die richtige Technik und viel Kondition. Sie erbringt diese Hochleistungen trotz ihrer Zuckerkrankheit, und sie wird im Training genauso gefordert wie die anderen. Sie bekam schon mit zwei Jahren Diabetes Typ 1, aber durch einen verantwortlichen Umgang mit der Erkrankung, intensive Kontrollen und optimale „Vorarbeit“ im Kindes- und Jugendalter durch ihre Eltern konnte sie diese sportliche Leistungsfähigkeit realisieren! Um jungen Menschen Mut zu machen, gibt sie wie Dimo Wache auch oft Schulungen in Diabetescamps oder macht sich für Kinder mit Diabetes stark.

Höhen und Tiefen

EL: Tommy, du spritzt dich unzählige Male im Jahr. Auch wenn du das kaum mehr spürst und längst Routine für dich ist: Was ist denn das Schlimmste an der Diabetes?

TF: Das Sich-ständig-damit-auseinandersetzen. Beispielsweise letzte Woche: Alles ist wunderbar, ich spritze mir abends meine normale Nachtration, wache nachts auf, messe – und stelle fest, dass meine Werte zu hoch sind. Also spritze ich fünf Einheiten extra. Am Morgen ist alles O.K., aber in der nächsten Nacht sind die Werte wieder zu hoch. Morgens wache ich aber schweißgebadet auf und muss wieder Zucker essen, da mein Wert im Keller ist. Es geht rauf, runter, rauf, runter, eine ewige Berg-und-Talfahrt.

Und dieses ständige Sich-auseinandersetzen mit dem Diabetes kann schon an den Nerven zerren. Und man muss leider tatsächlich sagen, dass die Häufigkeit der Depressionen bei Diabetikern höher liegt, wobei der Grund noch umstritten ist. Es ist auf alle Fälle die Lebenssituation, wenn man zum Beispiel nicht mit dem Spritzen zurechtkommt, etwa eine Phobie hat oder immer fettes Essen bevorzugt hat und nun auf einmal nicht mehr darf, wie man will.

Umso wichtiger ist es also, dass der Arzt ein Motivator ist, der den Leuten sagt: „Guter Mann, liebe Frau, lebe trotz Diabetes! Du bist bedingt gesund, das heißt, lebe unter bestimmten Bedingungen gesund!" Und diese Bedingungen sind wirklich lockerer geworden, zum Beispiel was die Mahlzeiten betrifft, wo das Insulin an die gewünschte Nahrungsaufnahme angepasst werden kann, nachdem es früher genau andersherum war: Das Insulin musste durch die Nahrung wieder „abgegessen" werden. Da liegt natürlich auch wieder die Gefahr, dass man zu viel isst. Aber alles in allem kann man sagen, es ist nicht das Schicksal von Diabetikern, depressiv zu werden. Sie haben sich eben einfach ungünstigeren Lebensbedingungen zu stellen.

EL: Warum greifst du dann nicht doch auf eine Insulinpumpe zurück, die würde das Ganze doch vereinfachen, oder?

TF: Ja, das sagen viele: „Nimm doch eine Pumpe, damit bist du kontrollierter eingestellt, da du damit ständig Insulin abgeben kannst. Man kann sie vielleicht leichter einstellen, aber der Gedanke, ständig ein kleines Gerät am Körper zu haben, vor allem permanent mit einer Kanüle verbunden zu sein, gefällt mir nicht. Viele finden es gut, und besonders Sportler profitieren davon, Anja Renfordt etwa trägt eine, oder Leute, die eben nicht die ganze Zeit schauen können. Aber man muss auch aufpassen, denn die Hygiene ist sehr heikel, der Einstich muss immer verlegt werden und man darf nicht vergessen, rechtzeitig auf neue Nadeln zu achten.

EL: Das sollte man aber ohnehin tun, egal ob Pumpe oder Spritzen.

TF: Richtig, auch beim normalen Spritzen muss die Nadel regelmäßig ausgetauscht werden! Viele Menschen benutzen die Nadeln zu oft! Man sollte sie höchstens zweimal verwenden, dann unbedingt wegwerfen, sonst besteht Infektionsgefahr! Außerdem werden die Nadeln stumpf und man bekommt als Resultat blaue Flecken.

EL: Man möchte ja immer gut drauf sein – was machst du, wenn mal gar nichts mehr geht?

TF: Ich fluche! Wie jeder andere Mensch auch! Und um mich wieder rauszuholen, muss ich entsprechend spritzen.

EL: Es muss dir schon zum Hals raushängen, zuckerhaltige Sachen zu essen. Schmeckt dir das überhaupt noch?

TF: Es geht! Ich habe immer einen Vorrat zu Hause: Marsriegel, Lakritze, Toblerone. Ich bin von Natur aus kein „Süßer“ und kannte nie Heißhungerattacken. Ich mochte früher auch keine Torten. Erst meine Mutter hat damit angefangen, Kuchen mit Fruchtzucker zu backen. Das war vor 30 Jahren so. Heute macht man Kuchen auch für Diabetiker mit normalem Zucker. Der ganze Kram mit sogenannten diätetischen Lebensmitteln ist Quatsch und Geldschneiderei, dünner wird man davon auch nicht. Es ist oft genauso viel Fett und Kalorien drin wie in normalen Lebensmitteln auch. Eine Ausnahme bilden die kalorienfreien Süßstoffe.

Die Waage immer im Blick

EL: Im Grunde bist du eine Art Ernährungswissenschaftler, lebst in Tabellen ... wie steht es denn mit deinem Gewicht?

TF: Der Typ-2-Diabetiker muss immer schauen: Was sagt die Waage? Als Typ 1 kann ich viel freier entscheiden, was ich esse. Ich muss aber wie jeder Nichtdiabetiker aufpassen, dass ich nicht zunehme. Genau wie sie nehme ich ab, wenn ich das Fett oder die Nudeln weglasse oder den Alkohol. Ich muss mich genauso bewegen und vor allem vernünftig bewegen, um ein gutes Gewicht zu haben. Ich merke auch, dass es im Lauf der Jahre immer schwerer wird, das Gewicht zu halten, aber das geht den meisten Menschen so, einfach, weil der Stoffwechsel träger wird und sich die Muskelmasse verringert. Zurzeit habe ich ein, zwei Kilo zu viel, bin aber gerade dabei, sie durch meine neu entdeckte Liebe zum Radfahren wieder abzutrainieren! Da muss man eben dranbleiben – das Stichwort lautet wie immer: Disziplin!

EL: „Du kannst alles machen, alles, was ein Nichtdiabetiker auch machen kann", das ist ja dein Motto. Du bist es gewöhnt, diszipliniert zu sein. Aber schlagen dir nicht doch manchmal Vorurteile entgegen? Manche Arbeitgeber entscheiden sich gegen einen Bewerber, wenn sie beim Einstellungsgespräch erfahren, dass er Diabetiker ist! Da kann man sich schon als Mensch zweiter Klasse vorkommen. Wenn man empfindlich ist, fühlt man sich dann vielleicht aus der Gesellschaft ausgestoßen?

TF: Es gibt keine zweitklassigen Menschen, es gibt auch keine erste und keine zweite Reihe! Arbeitgeber können sich auch auf Diabetiker verlassen. Wenn man davon ausgehen kann, dass der Diabetes die Leistungsfähigkeit am Arbeitsplatz nicht beeinträchtigt, muss man beim Bewerbungsgespräch nicht von sich aus auf den Diabetes hinweisen und braucht auch die Frage danach nicht wahrheitsgemäß beantworten. Allerdings gibt es schon Berufe, wo es problematisch ist: Ich würde mich als Diabetiker nicht für eine Ausbildung zum Dachdecker oder zum Busfahrer bewerben, denn die Gefahr für mich und andere liegt bei einer Unterzuckerung unverhältnismäßig hoch, daher ist diese Berufswahl nicht möglich. Pilot beispielsweise ginge auch nicht. Das muss man jeweils bei den Berufsverbänden klären. Früher gab es mal eine Liste mit geeigneten Berufen für Diabetiker, und da stand bei Musiker „ganz ungünstig"! Man muss aufpassen, dass man sich da nicht bevormunden lässt. Das Motto sollte sein: „Ich habe den Zucker im Griff, nicht der Zucker mich!" Und das sollten sich auch Arbeitgeber deutlich machen.

EL: Und du selbst, hast du nie das Gefühl, benachteiligt zu werden?

TF: Nein, ich bin doch die „Zuckerpuppe von der Bauchtanztruppe", wie Bill Ramsey, ein guter Freund unserer Familie, damals sang! Diabetes stellt einen ja nicht in die Ecke wie AIDS, das einen zum Außenseiter macht. Es gibt alle möglichen Wege, damit umzugehen. Manche ignorieren es völlig, oder man setzt sich eben mit jeder Faser damit auseinander. Oder man nimmt es leicht: Als ich den Starfriseur Udo Walz kennenlernte, ein urkomischer Vogel und ein Supertyp, kam er mit seiner Diabetologin und fragte verwirrt: „Sag mal, was bin ich, Typ 1 oder Typ 2?“ Sie musste ihn aufklären! „Udo! Du bist Typ 1, du hast eine Pumpe!“ Das ist eben seine Art, damit klarzukommen. Aber er sieht durchaus auch die Notwendigkeit, die Bevölkerung zu warnen, und unterstützt wie ich die Diabetes-Aktion „Gesünder unter 7“.

EL: Tommy, du weißt, dass du eine unheilbare Krankheit hast. Wie gehst du mit dem Gedanken um, dass dein Diabetes vielleicht nie geheilt werden wird? Deine Geist-Körper-Seele-Balance hängt ja davon ab. Du hast mal gute, mal schlechte Laune. Wie gehst du mit der Hoffnung um? Hast du Hoffnung, dass es der Wissenschaft gelingen wird, eine Heilung zu schaffen?

TF: Die Hoffnung besteht noch immer, auch wenn die Medizin seit 30 Jahren davon redet, bald eine Lösung zu finden. Aber ich habe den Diabetes bereits am Anfang als Herausforderung angenommen. Deswegen sage ich auch zu allen anderen: Nehmt es an! Sonst habt ihr eine kürzere Lebenserwartung! Die Alternative ist Blindwerden, Hirnversagen, Dialyse, Zehenabnehmen. Das ist alles schlimm und dramatisch, aber man kann ganz leicht etwas dagegen tun! Es ist doch besser, lang zu leben und sich das Leben so schön wie möglich zu gestalten, als kurz zu leben und sich dabei absichtlich kränker zu machen.

Ich bejahe mein Leben

EL: Es gibt ja genug Menschen, die sich hängen lassen, die nicht zu motivieren sind, die nur das Schlechte am Leben sehen. Wie bringt man solche Leute in die Arztpraxen, und vor allem, wie ändert man ihren Lebensstil? Es gibt ja keine gesetzliche Verpflichtung, sich regelmäßig beim Arzt kontrollieren zu lassen, und die

Ärzte schreiben auch keine Vorladungen. Was kann man den Menschen sagen?

TF: Jeder ist seines Glückes Schmied! Ich kann die Menschen motivieren, etwas zu unternehmen, und das gelingt oft sehr gut, indem ich ihnen die Vorteile eines gut eingestellten Lebens vor Augen führe. Aber letztendlich kommt es auf dich selbst an: Es ist eine Partnerschaft zwischen dir und dem Insulin, deinem starken Willen und deiner Spritze.

EL: Zu Erwachsenen kann man ja sagen: „Du musst selbst für dich sorgen“, aber wie ist das eigentlich bei Kindern mit Diabetes? Manche bekommen ja bereits im Alter von wenigen Lebensmonaten Diabetes Typ 1 und sehen es natürlich überhaupt nicht ein, eine Pumpe zu tragen. Sie lernen erst später, sich selbst zu spritzen. Die Eltern leiden an der Angst, ihr Kind habe eine geringere Lebenserwartung. Was kannst du Eltern empfehlen, die Kinder mit Diabetes haben?

TF: Wenn man vor der Pubertät Diabetes bekommt, ist es schon bitter, denn die Lebensqualität ist tatsächlich eingeschränkt, da Pubertierende enorm schwierig einzustellen sind. Es ist zuallererst ganz wichtig, dass vor allem Kinder immer wieder erfahren, dass sie nicht „behindert“ sind. Niemand muss sich durch seinen Diabetes in seiner Lebensqualität eingeschränkt fühlen, aber gerade Kindern und Jugendlichen werden oftmals Steine in den Weg gelegt. Wer vom Sportunterricht „freigestellt“ und von Klassenfahrten ausgeschlossen wird, erfährt eine klare Abgrenzung von der Gesellschaft! Es ist ungeheuer wichtig, dass die Eltern engagiert sind und versuchen, ihren Kindern eine uneingeschränkte Kindheit zu ermöglichen.

EL: Das heißt, der Lehrer oder die Lehrerin muss den anderen Kindern in der Klasse erklären, dass derjenige kein Außenseiter ist, damit er nicht gehänselt wird.

TF: Ja, und die Eltern müssen das Kind bestärken und ihm sagen: „Du bist etwas Besonderes!“ Auf die positive Umsetzung kommt es an. Und ich kann nur sagen, meine Motivation ist der Vierjährige, der mir damals im Schwabinger Krankenhaus gezeigt hat, wie man spritzt, und wo ich dachte, wenn der das kann, dann kann ich das als 20-Jähriger auch. Den können sich alle Kinder und Eltern zum Vorbild nehmen!

EL: Ich kenne einen ähnlichen Fall: Mein Kameramann Rudi Lachner hat vier Typ-1-Diabetes-Fälle in der Familie: seine Frau, seinen Sohn, seinen Schwager und seine Schwiegermutter! Beim Sohn wurde der Zucker diagnostiziert, als er drei war. Heute ist er sieben und hat durch die frühe Gewöhnung an das Spritzen und vor allem das Vorbild der Mutter keine Probleme damit. Rudis Frau hat alles fest im Griff, es ist Wahnsinn, wie gut sie das macht, erzählt er mir immer wieder. Für ihn ist es das Wichtigste, dass man den Diabetes nicht vertuscht, und daher gibt es auch mit den Spielkameraden des Sohnes oder in der Schule keine Probleme. In diesem Fall wirkt auch die Lehrerin unterstützend. Er meint, man muss eben ganz normal damit umgehen und normal erziehen, dann gibt es am wenigsten Probleme. Ich finde es beeindruckend, dass die Familie diese „vierfache Diabetes“ trotzdem nicht als Belastung empfindet!

TF: Das ist tatsächlich eindrucksvoll. Und es stimmt, es hilft nur die Wahrheit: So ist das Leben eben, da muss man durch, und es geht! Und im Laufe der Zeit wächst du daran und wirst stärker, nimmst nicht mehr einfach alles hin, sondern gestaltest dein Leben aktiv.

Die Zuckerpuppe von der Bauchtanztruppe

EL: Wie wäre das, wenn du ein Rendezvous mit einer tollen Frau in einem schicken Restaurant hättest – wärst du da nicht nervös oder hättest Angst davor, dich vor dem Essen spritzen zu müssen?

TF: Nein, ich bin doch die Zuckerpuppe von der Bauchtanztruppe! Und ich habe noch kein einziges Mal erlebt, dass das eine Frau schockiert hätte. Ich verheimliche nichts, ich verkaufe das ohne Tricks und doppelten Boden. Ich spritze auch an meinem Platz, egal ob im Flugzeug oder im Restaurant. Das geht ganz leicht und unauffällig. Das Gegenüber sieht es gar nicht, weil es unter der Tischkante stattfindet, außerdem ist die Blutzuckermessung und die Insulingabe in wenigen Sekunden erledigt. Dazu verstecke ich mich bestimmt nicht auf der Toilette!

Die Vorstellung, man sollte seine Diabetes verschweigen, denn das ginge niemanden etwas an, sind veraltet und vollkommen überholt. Weil Diabetes weder ansteckend noch eine Schande ist und weil ich ihn gut in den Griff bekommen kann!

EL: Bekommst du nie negative Reaktionen?

TF: Nein, eigentlich nicht. Schließlich ist Diabetes ja wie gesagt nicht ansteckend. Es ist für niemanden ein Problem, eher sind die Leute interessiert, was ich da mache, wenn ich spritze. Und einmal auf Reisen hatte ich ein lustiges Erlebnis: Als auf den Philippinen ein Mann meinen Insulin-Pen sah, sagte er: „I will heal you!“, „Ich werde dich heilen!“ Wie er das anstellen wollte, hat mich natürlich schon interessiert, aber letztendlich war sein Vorschlag eher gut gemeint als hilfreich, er sagte nämlich: „Eat cucumbers and carrots!“ – Ich sollte Gurken und Karotten essen! Aber daran sieht man, wie anteilnehmend die Leute sein können!

EL: Sprechen wir einmal alltägliche Situationen an. Es kann ja vorkommen, dass man seinen Hausschlüssel zu Hause liegen lässt, aber das ist ja noch nichts Lebensbedrohliches. Was passiert aber, wenn du deine Spritze irgendwo vergisst?

TF: Das sollte am besten erst gar nicht passieren! Und wenn doch, muss man eben vorsichtig sein. Einmal ist mir das passiert: Ich war mit einem Freund zum Essen verabredet und merkte, oh weh, die Spritze ist nicht da. Dann darf ich eben nichts oder weniger essen, zum Beispiel nur Salat und Fleisch. Aber das ist ja kein Beinbruch.

Carpe diem – genieße den Tag!

EL: Wie oft spritzt du?

TF: Ich spritze vier- bis fünfmal am Tag.

EL: Das sind auf ein Jahr hochgerechnet 1650 Injektionen. Wenn du 80 bist, bedeutet das nach 60 Jahren Insulinabhängigkeit also fast 100 000 Spritzen. Dein Körper erinnert dich sozusagen jeden Tag viermal daran, Disziplin zu üben. Wie wirkt sich das auf dein Business, auf deine gesamte Lebensweise aus?

TF: Ich lebe nach dem Motto „Carpe diem", „Genieße den Tag." Und ich habe von meinen Eltern die positiven Seiten mitbekommen: Ich bin eine gute Kombination aus beiden, aus Organisator und Künstler. Das kann ich beides. Ich bin als Künstler zum Beispiel darin motiviert, eine schöne Produktion zu machen, und da ist es natürlich gut, auch was von Geld zu verstehen, denn einfach so ins Blaue hinein zu arbeiten ist mir ein Gräuel. Und da liegt meine Motivation als Kaufmann. Ich mache meine Verträge selber und kann gut mit Geld umgehen: Ich weiß, was ich mir leisten kann und nicht.

EL: Wie wichtig ist Geld für dich?

TF: Nun, wer hat nicht gern ein gutes Leben? Es ist natürlich ein Antriebsfaktor, das wird jeder zugeben. Ich hatte ja selbst viele Hochs und Tiefs, ging durch Täler. Es gab Zeiten, in denen ich überhaupt nichts verdient habe, und Zeiten, in denen es brillant lief. Das sind eben Phasen. Den Umgang mit dem Geld habe ich von meiner Mutter gelernt, die die Finanzministerin in unserer Familie ist. Sie weiß genau, was wie geht und nicht geht und ist knallhart. Mein Vater ist eher der „Laisser-faire"-Typ. Zum Glück habe ich die Intuition von beiden geerbt: Wissen, wie man Geld verdient, aber auch, wie man es zusammenhält ...

EL: ... und vermehrt!

TF: Und vermehrt! Dass man auch, wenn man mal knapp ist, sparsam ist. Und das kann ich gut. Aber für mich ist auch immer wichtig, dass ich eine Aufgabe habe, die mir Spaß macht. Wenn nicht, dann werden gleich meine Blutzuckerwerte schlechter!

EL: Also kann man fast sagen, dass der Zucker dein bester Psychologe ist? Ist die psychische Komponente bei den Werten wirklich so stark?

TF: Meiner Erfahrung nach ja. Wenn man gut drauf ist, hat man's leichter. Wenn man schlecht drauf ist, sind die Werte schlechter in den Griff zu kriegen. Da zeigt sich sehr deutlich, dass der Körper nicht bloß eine Maschine ist, sondern ein komplexer Organismus, der von vielen äußeren und inneren Faktoren beeinflusst wird.

EL: Und wenn du einen Tag einmal partout nicht in den Griff bekommst?

TF: Tage nicht in den Griff kriegen gibt es nicht, nur Ausrutscher. Das „Carpe diem" bedeutet für mich, wenn ich gerade nichts im Studio zu tun habe und etwas anderes Dringendes zu erledigen ist: Dach auf und an den Starnberger See! Oder ich schwinge mich auf mein Radl und fahre 20 oder 30 Kilometer runter. Danach gönne ich mir auch mal einen Biergartenbesuch mit einem Weißbier, einem Schnitzel, einem Halsgrat. Es geht alles – wenn man es nicht übertreibt! So etwas sollte die Ausnahme sein und ist es auch, und solche Tage werden dadurch aber auch wieder wertvoller.

EL: Was ist für dich ein gelungener Tag?

TF: Ein gelungener Tag schließt für mich mit dem Gedanken: „Ich habe etwas getan." Das ist für mich ganz wichtig: Ich habe den Tag genossen, habe Dinge erledigt, er war nicht umsonst. Ich mag es nicht, wenn Dinge auf dem Schreibtisch liegen bleiben. Die Sachen müssen abgearbeitet werden. Aber das ist für mich kein Zwang.

EL: Was kann ein Gesunder von einem Diabetiker wie dir lernen?

TF: Die Disziplin. Dass man nichts mehr für selbstverständlich nimmt. Jeder Tag ist ein Geschenk und nicht selbstverständlich. Und sich immer wieder sagen: Im Vergleich zu vielen anderen Krankheiten, etwa Krebs, ist Diabetes eine Lachnummer. Trotzdem bringt es einen dazu, das Leben bewusster zu führen.

EL: Erkennst du andere Diabetiker?

TF: Nein, es steht den Leuten ja nicht auf der Stirn geschrieben. Aber die Leute erkennen mich, wenn sie sich vorher nicht sicher waren, etwa im Restaurant, wenn die Gäste sehen, dass ich mich spritze. Dann heißt es „Ah, doch der Fuchsberger – wussten wir's doch!" Aber was man machen kann: ein Amulett tragen, das dich als Diabetiker ausweist. Auf der Vorderseite ist als Symbol ein Äskulapstab abgebildet, darunter „SOS", und auf der Rückseite steht „Diabetes", „Insulin" und dein Name. Einmal wäre es mir fast abhanden gekommen: Auf einer Reise in Kuba wollte mir ein Straßenräuber in Havanna die Kette vom Hals reißen, aber durch einen Reflex konnte ich das Amulett und Teile der Kette retten. Das gab ein paar blutige Kratzer am Hals, aber sonst ist mir zum Glück nichts passiert!

Zur Vorsicht kann man auch einen Diabetikerausweis tragen oder ein ärztliches Attest mit sich führen, das im Falle eines Unfalls darauf hinweist, dass man insulinpflichtig ist, und manchmal trage ich auch eine Art Armband. Außerdem empfiehlt sich ein „Gesundheitspass Diabetes", den man von seinem Arzt erhält. Er ist eine Art Gesundheitstagebuch. Dort trägt man über das ganze Jahr quartalsweise seine Werte und die absolvierten Kontrolluntersuchungen ein. Das ist eine gute Sache und sollte für den Selbst-Check-up auch genutzt werden!

Info: Der grosse Diabetes-Risiko-Check

Risikofaktoren für Diabetes Typ 2

1. Alter

Zwar erkranken zunehmend auch junge Menschen an Typ-2-Diabetes, doch das Alter ist ein wesentlicher Risikofaktor. Das liegt daran, dass mit den Jahren – insbesondere bei Übergewichtigen – die Wirkung des Hormons Insulin nachlässt. Um das auszugleichen, produziert die Bauchspeicheldrüse vorübergehend mehr Insulin. Irgendwann stößt das Organ an seine Leistungsgrenze – an diesem Punkt bricht die Diabetes-Erkrankung aus.

2. Verwandtschaft

Wenn Sie an Diabetes erkrankte Blutsverwandte haben, lässt dies Rückschlüsse auf Ihr Risiko zu. Denn: Genetische Faktoren spielen auch beim Typ-2-Diabetes eine wichtige Rolle. Ein Beispiel: Ist ein Elternteil erkrankt, beträgt das Risiko, einen Typ-2-Diabetes zu bekommen, für die Kinder 30 bis 40 Prozent.

3. Taillenumfang

Heute sind sich Mediziner einig, dass das Fettgewebe im Bauchraum für die Entstehung von Diabetes von großer Bedeutung ist. Es ist wesentlich stoffwechselaktiver als jenes unter der Haut und an den Hüften. So wird gemessen: Im Stehen legen Sie das Maßband in der Mitte zwischen dem unteren Rippenbogen und dem Beckenkamm um den Bauch herum. Leicht ausatmen und den Wert auf Nabelhöhe ablesen.

4. Bewegung

Der Mangel an Bewegung im Alltag nimmt in Industrieländern erschreckende Ausmaße an. Schätzungen zufolge bewegen sich die Menschen heute nur noch halb so viel wie vor 50 Jahren. Auch wenn 30 Minuten tägliche Bewegung wenig erscheinen, lässt sich einer Studie zufolge damit die Diabetes-Gefahr deutlich senken. Mit „Bewegung" sind nicht nur sportliche Aktivitäten wie Radfahren oder Spazierengehen gemeint. Bewegung am Arbeitsplatz (z. B. Verkaufsregale auffüllen) oder im Haushalt (z. B. Fensterputzen, Gartenarbeit) zählt genauso!

5. Gemüse, Obst, Vollkornprodukte

Aus der Nahrung holt sich der Körper die nötige Energie. Besondere Bedeutung für den Energiehaushalt haben Fette und Kohlehydrate. Viele der industriell verarbeiteten Lebensmittel enthalten allerdings zu viel davon. Durch den Genuss von reichlich frischem Obst und Gemüse umgehen Sie die Gefahr einer zu kalorienreichen

Ernährung und führen Ihrem Körper zudem genug Vitamine und Mineralstoffe zu.

6. Bluthochdruck

Oft kommt Bluthochdruck im Zusammenhang mit Übergewicht vor. Nicht selten bleibt er jahrelang unerkannt, weil zunächst keine Beschwerden auftreten. Diabetiker sind bis zu dreimal häufiger betroffen als Nicht-Diabetiker. Unbehandelt erhöht Bluthochdruck die Gefahr für Herzinfarkt und Schlaganfall.

7. Blutzuckerwerte

Bei Gesunden liegt der Nüchtern-Blutzuckerspiegel unter 90 mg/dl (Messung an Fingerkuppe oder Ohrläppchen). Menschen mit Vorstadien einer Zuckerkrankheit weisen bisweilen höhere Werte auf. Ein einmalig leicht erhöhtes Testergebnis ist kein Grund zur Beunruhigung, verharmlosen sollten Sie es aber auch nicht. Lassen Sie Ihre Werte kontrollieren!

8. Der Body-Maß-Index

Der BMI setzt Ihr Gewicht ins Verhältnis zur Körpergröße.

Checken Sie sich selbst

1. Alter

Wie alt sind Sie?

unter 35 Jahre	0 Punkte	
35–44 Jahre	1 Punkt	
45–54 Jahre	2 Punkte	
55–64 Jahre	3 Punkte	
älter als 64 Jahre	4 Punkte	

2. Verwandtschaft

Wurde bei mindestens einem Mitglied Ihrer Verwandtschaft Diabetes diagnostiziert?

Nein	0 Punkte	
Ja, in der nahen Verwandtschaft bei leiblichen Eltern, Kindern, Geschwistern	5 Punkte	
Ja, in der entfernten Verwandtschaft bei leiblichen Großeltern, Tanten, Onkeln, Cousinen oder Cousins	3 Punkte	

3. Taillenumfang

Welchen Taillenumfang messen Sie auf Höhe des Bauchnabels? (Wenn Sie kein Maßband zur Hand haben, verwenden Sie ein Stück Schnur und nehmen Sie ein Lineal zu Hilfe!)

Frau	Mann		
unter 80 cm	unter 94 cm	0 Punkte	
80–88 cm	94–102 cm	3 Punkte	
über 88 cm	über 102 cm	4 Punkte	

4. Bewegung

Haben Sie täglich mindestens 30 Minuten körperliche Bewegung?

Ja	0 Punkte	
Nein	2 Punkte	

5. Gemüse, Obst, Vollkornprodukte

Wie oft essen Sie Obst, Gemüse oder dunkles Brot (Roggen- oder Vollkornbrot)?

Jeden Tag	0 Punkte	
Nicht jeden Tag	1 Punkt	

6. Bluthochdruck

Wurden Ihnen schon einmal Medikamente gegen Bluthochdruck verordnet?

Nein	0 Punkte	
Ja	2 Punkte	

7. Blutzuckerwerte

Wurden bei ärztlichen Untersuchungen schon einmal zu hohe Blutzuckerwerte festgestellt?

Nein	0 Punkte	
Ja	5 Punkte	

8. Der Body-Maß-Index

Wie ist bei Ihnen das Verhältnis von Körpergröße zu Körpergewicht (Body-Maß-Index)?

Den BMI errechnen Sie folgendermaßen: Körpergewicht (in Kilogramm) geteilt durch die Körpergröße (in Metern) im Quadrat.

Unter 25	0 Punkte	
25–30	1 Punkt	
Über 30	3 Punkte	

Auswertung:

Unter 7 Punkte:
Diabetes-Risiko für die nächsten zehn Jahre: **1 Prozent**
Sie sind kaum gefährdet. Eine spezielle Vorsorge oder Vorbeugung ist in Ihrem Fall nicht nötig. Trotzdem schadet es natürlich nicht, auf eine gesunde Ernährung und auf ausreichend Bewegung zu achten.

7 bis 11 Punkte:
Diabetes-Risiko für die nächsten zehn Jahre: **4 Prozent**
Ein wenig Vorsicht ist für Sie durchaus angeraten, auch wenn Ihr Risiko für eine Diabetes-Erkrankung nur leicht erhöht ist.

Wenn Sie sichergehen wollen, beachten Sie die folgenden Regeln:
Regel 1: Bei Übergewicht sollten Sie versuchen, 7 Prozent des Körpergewichts abzubauen.
Regel 2: Bewegen Sie sich an mindestens fünf Tagen in der Woche jeweils 30 Minuten so, dass Sie leicht ins Schwitzen geraten.
Regel 3: Fett sollte nur maximal 30 Prozent Ihrer Nahrung ausmachen.
Regel 4: Der Anteil gesättigter Fettsäuren (vorwiegend in tierischen Fetten) sollte zehn Prozent Ihrer Nahrung nicht übersteigen.
Regel 5: Nehmen Sie pro Tag 30 g Ballaststoffe zu sich.

12 bis 14 Punkte:
Diabetes-Risiko für die nächsten zehn Jahre: **17 Prozent**
Wenn Sie in diese Risikogruppe fallen, dürfen Sie Vorsorgemaßnahmen auf keinen Fall auf die lange Bank schieben. Dabei helfen können Expertentipps und Anleitungen zur Lebensstiländerung, die Sie alleine umsetzen. Greifen Sie auf professionelle Hilfe zurück, wenn Sie merken, dass Sie auf diese Weise nicht zurechtkommen.

15 bis 20 Punkte:
Diabetes-Risiko für die nächsten zehn Jahre: **33 Prozent**
Ihre Gefährdung ist erheblich: Ein Drittel der Patienten mit diesem Risikograd erkranken in den nächsten zehn Jahren an Diabetes. Das Unterschätzen der Situation könnte schlimme Folgen haben. Im Idealfall nehmen Sie professionelle Hilfe in Anspruch. Machen Sie einen Blutzuckertest in Ihrer Apotheke und gehen Sie zur Gesundheitsuntersuchung!

Über 20 Punkte:

Diabetes-Risiko für die nächsten zehn Jahre: **50 Prozent**
Es besteht akuter Handlungsbedarf, denn es ist durchaus möglich, dass Sie bereits an Diabetes erkrankt sind. Das trifft für rund 35 Prozent der Personen zu, deren Punktwert über 20 liegt. Ein einfacher Blutzuckertest – beispielsweise in Ihrer Apotheke – kann als zusätzliche Information hilfreich sein. Allerdings ersetzt er nicht eine ausführliche Labordiagnostik zum Ausschluss einer bereits bestehenden Zuckerkrankheit. Daher sollten Sie umgehend einen Arzttermin vereinbaren.*

* Quelle: Deutsche Diabetes-Stiftung (www.diabetes-stiftung.de)

Karriere trotz Hindernissen

Disco-Glamour

EL: Tommy, mit dieser Zähigkeit, mit der du heute dein Leben meisterst, bist du offenbar schon auf die Welt gekommen. Auch von der Diagnose „Diabetes“ hast du dir deine musikalische Karriere nicht durchkreuzen lassen. Du bist weiter aufgetreten und hattest Auftritte mit deinen Bandmitgliedern bei „Tommy Fuchsberger und Band“.

TF: Ja, und ich war zwischendurch sogar noch in Amerika, um am „Berklee College of Music“ einen Sommerkurs zu machen. Das hatte mein alter Klavierlehrer Kurt Maas initiiert, bei dem ich schon als Zwölfjähriger die Unterlagen dieser Uni studiert hatte. Er brachte später das Berklee-System nach Deutschland und betreibt heute neben dem Unterricht einen erfolgreichen Notenversand in Feldafing.

EL: In die USA bist du aber nicht allein gereist.

TF: Stimmt, einer meiner engsten Freunde, Camilo Dornier, Urenkel des Luftfahrzeugpioniers Claude Dornier, war auch mit dabei. Er war mit mir auf dem Konservatorium in München, und dazu gibt es eine lustige Geschichte. Nach dem Unterricht, meist nach dem Jazzkurs bei Kurt Maas – übrigens einer der ersten Jazzer an einer klassischen Musikschule – standen wir oft draußen in der Kälte und unterhielten uns endlos lange über Musik, bis er mich einmal nach Hause zu sich einlud. Wir fuhren und fuhren und standen plötzlich vor einem riesigen Anwesen mit Sicherheitszaun, vor dem bewaffnete Wachmänner postiert waren, die uns durchwinkten. Ich hatte wirklich auf dem Schlauch gestanden, was den Nachnamen von Camilo betraf!

Jedenfalls hatten wir damals in Amerika eine Wohnung angemietet, deren Besitzerin wir immer nur per Anrufbeantworter antrafen. Das war damals, 1979, noch etwas ganz Besonderes, sodass wir uns Wunder was erwarteten. Letztendlich handelte es sich um die verdreckteste Wohnung, die ich je gesehen hatte. Wir rannten erst einmal in den nächsten Supermarkt, um Putzmittel zu kaufen! An eine Szene erinnere ich mich noch: Unsere Sachen wuschen wir natürlich im Waschsalon, wo Camilo einmal nur mit einer roten Unterhose bekleidet herumlief – das gab ein Hallo! Durch Camilo habe ich auch gelernt, Fisch zu essen, was ich vorher nie so recht mochte. Aber was er sich da auf den Teller lud, sah immer so lecker und interessant aus – Haifischsteak zum Beispiel –, dass ich auf den Geschmack kam.

Albert Krogmann vom damaligen SWF hatte für mich einen Kontakt nach Nashville hergestellt, wohin ich dann zur Vertragsunterzeichnung flog – hier hatte ich wirklich Glück, dass mein Anwalt den Vertrag so gut aufgesetzt hatte, denn sonst hätte ich mich quasi mit Leib und Seele für sieben Jahre an das Studio verkauft, ohne die Möglichkeit, anderswo Musik zu machen. Aber sie waren einverstanden und ich konnte einige Aufnahmen machen. Es war eine ganz neue Erfahrung für mich, mit Musikern zu arbeiten, die im Laufe des Tages durchs Kiffen immer mehr abdrifteten, nichts für mich, aber eine inspirierende Atmosphäre!

EL: Wie ging es nach diesem Intermezzo in den Staaten dann in Deutschland weiter?

TF: Die Band hielt weiter gut zusammen! 1980 hatten wir dann bei „Bio's Bahnhof" in Hamburg einen Auftritt, wo uns seine langjährige Showband „Peter Herbolzheimer Rhythm Combination & Brass" begleiten sollte. Der Song hieß „Penelope", das war meine damalige Freundin, die ich anbetete, ein französisches Model. Am Vorabend versackten wir mit Udo Lindenbergs Band in der Hotelbar des „Atlantic", sodass wir am nächsten Tag alle ganz entspannt waren. Am Abend sollten neben „Tommy Fuchsberger und Band" bei Dr. Alfred Biolek neben uns Nana Mouskouri, die Saxophonistin Linda Thompson und Udo Lindenberg auftreten. Wir hatten zwar unser Lied, aber wir hatten keine Ahnung, was für ein Arrangement uns Peter Herbolzheimer zugedacht hatte. Die Band legte los, und wir erstarrten erst einmal: Der Sound kam wie eine Boeing 747 von hinten auf uns zugedröhnt. Das war toll, die haben uns richtig angeschoben! So hatten wir unseren ersten großen und erfolgreichen Auftritt zu viert.

EL: Was kam danach?

TF: Dann begannen wir gleich eine Disco-Tournee durch Bayern. Das war sehr cool. Ich besaß damals ein Fender Rhodes Elektropiano, das ziemlich schwer war, und wir konnten uns damals bloß einen Roadie leisten, der uns beim Tragen und Aufbauen half. Wir haben also nicht nur gespielt, immer abends zwischen 11 und 1 Uhr, sondern hauptsächlich geschleppt. Wir hatten damals einen alten Mercedes Postbus, der partout nicht anspringen wollte, aber wir brauchten ihn, um unsere Anlage zu transportieren. Ich musste mit meinen Honda Accord immer Starthilfe leisten. Mit der Zeit waren wir alle superfit, denn wir mussten immer alles rauf- und runterschleppen! Ich musste weniger als sonst spritzen und hatte eine Menge Spaß – und richtig Geld haben wir auch verdient. Und das Echo in der Presse war sehr positiv.

EL: Da war also „kein Blacky mit drin"?

TF: Nein, mein Vater hatte nichts damit zu tun. Ich wollte mein eigenes Ding machen. Klar, den Auftritt bei Biolek hatte ich natürlich auch ihm zu verdanken, aber musikalisch bin ich immer meinen eigenen Weg gegangen. Ich habe auch nie AC/DC gespielt, sondern *mein* Material, etwa zwanzig Songs. Bei unseren Touren konnten wir von der Pike auf lernen und haben uns die Hörner abgestoßen. Ich habe immer volles Rohr mitgetragen, mitgemacht. Ich war der Frontmann, ohne alle Einschränkungen trotz des Diabetes: Sänger, Chef, Bandleader, Komponist, Arrangeur.

Erfolge beim Grand Prix

EL: Wie ging es nach dieser Tournee für dich weiter im Musikgeschäft? Du hattest dich ja bereits in der Szene vernetzt.

TF: Ja, mit 24 Jahren habe ich mich zum ersten Mal beim Grand Prix versucht. Ich hatte für Uschi Glas ein Lied geschrieben: „Mein Wuschelhund". Auf der B-Seite sollte „Benjamin" erscheinen, ein Song über ihren Sohn, der damals ein oder zwei Jahre alt war. Ich habe damals noch zu Hause gewohnt. Ich gehe an den Flügel, mein Vater an seinen Schreibtisch, und 20 Minuten später hatten wir uns in der Mitte getroffen – es war ein kongenialer Schuss aus der Hüfte: vom Vater der Text, von mir die Musik. Ralph Siegel fand den Song super, wollte ihn aber nicht von Uschi Glas singen lassen. Also wurde aus „Benjamin" kurzerhand „Josefine", und ich sang selbst: „Josefine, ich will mit dir auf eine Insel zieh'n". Und tatsächlich habe ich es bei unter 780 Einsendungen unter die letzten 12 geschafft, die in die Endrunde des deutschen Vorausentscheids für die internationale Teilnahme kamen.

Dort traf ich den Sänger Taco Ockerse, der einige Jahre später mit dem Hit „Puttin' on the Ritz“ als „Taco“ groß rauskommen sollte und eine Weltkarriere startete. Er ist ein sympathischer Typ und Diabetiker wie ich, sodass wir uns zusammentaten: „Du, hast du schon gespritzt?“ – und wenn nein, dann spritzten wir unser Langzeitinsulin und machten gemeinsam Brotzeit in der Kantine. Er wurde ein guter Freund. Die Begegnung mit einem Diabetiker damals war ungewöhnlich. Wir waren totale Outsider.

EL: Wie ging das in dieser Zeit mit dem Diabetes? Damals konnte ja noch nicht gemessen werden, sondern du hattest nur das Langzeitinsulin, das du alle zwei Stunden spritzen musstest.

TF: Richtig, da war schon genaues Timing gefordert. Man musste fit sein, also habe ich vor dem Auftritt wenig gespritzt, damit ich nicht in den Unterzucker rutschte. Die Proben, damals unter dem Fernsehregisseur Rainer Bertram, der selbst früher im Schlagergeschäft gewesen war, dauerten ja den ganzen Tag.

EL: Wie lief die Vorausscheidung 1981?

TF: Leider verlor ich gegen Lena Valaitis, die mit „Johnny Blue“ von Ralph Siegel antrat, mit dem sie dann bei der Endausscheidung in Dublin den zweiten Platz belegte. Ich schaffte es nur auf den 7. Platz der Vorausscheidung, aber Michael Kunze, der große Songtexter, der zum Beispiel für Gitte Haenning geschrieben hat, tröstete mich danach: Er fand, ich hätte den schönsten Song geschrieben! Und Taco war mit „Träume brauchen Zeit“ Zwölfter, also Letzter geworden – Mann, war der sauer!

EL: Von Anfängerglück kann man bei deinem Grand-Prix-Versuch also nicht reden. Hattest du nach dieser gescheiterten Unternehmung nicht Lust, alles hinzuwerfen?

TF: Nein, da bin ich zäh! Und der Grand Prix 1981 bescherte mir immerhin meinen ersten Plattenvertrag! Mit 24 wurde ich bei der Firma Teldec in Hamburg unter Vertrag genommen, wo ich etliche Demobänder einspielte. Ich versuchte mich im Jahr darauf, 1982, gleich wieder. Allerdings sang ich nicht selbst, sondern begleitete unseren Interpreten Jürgen Marcus nur am Klavier. Der Text von „Ich würde gerne bei dir sein" stammte wieder von meinem Vater, und immerhin kamen wir diesmal schon auf den 5. Platz. Wir kompilierten eine LP mit Liedern auf Deutsch. Meinen schönsten Auftritt hatte ich im „Plaza Hotel" in New York im „Palm Court", dem Palmenhof. Der Song hieß „Mr. Martin", das war ein Kellner im Palm Court, den ich durch Zufall kennengelernt hatte, da meine Eltern dort Silberhochzeit gefeiert hatten. Der kleine alte Mann hatte mich zu dem Song inspiriert. Damals gab es eine NDR-Fernsehserie, „New York, New York", und der Produzent Werner Becker fragte an, ob ich dort mitmachen und singen könnte. Es sollte ein Porträt über die 175-Jahr-Feier des „Plaza" werden. Ich flog also mit der Platte unterm Arm nach New York und hoffte nur, dass dem echten Mr. Martin der Song gefallen würde! Er saß dann direkt vor mir, und nach meinem Auftritt überreichte ich ihm die Platte. Ich sang für die Sendung auf der 5th Avenue noch einen zweiten Titel, „Ab nach Amerika".

Mein Durchbruch mit PATTO

EL: Wo du aber vorerst nicht bleiben wolltest!

TF: Nein, ich war ja bei der Teldec bei Horst Bork unter Vertrag, der unter anderem auch Falco betreute und heute Geschäftsführer der neuen Dinnershow von Starkoch Eckart Witzigmann ist, „Witzigmann & Roncalli Bajazzo". Er war zwischenzeitlich auch Geschäftsführer von Radio Energy in München. Er war der rote Faden in meinem Leben. 1982 trat er mit einer Idee an mich heran, die dann zu meinem Hit „Black and White" führen sollte. Er wollte mich mit Patrick Gammon, einem sensationellen schwarzen Musiker, zusammenbringen. Mein Einwand, diese Idee hätten doch schon Paul McCartney und Michael Jackson mit „Ebony and Ivory" gehabt, wischte er vom Tisch. Er wollte etwas ganz anderes machen: Es sollte ein Rap werden.

EL: Viel Zeit zum Überlegen blieb dir nicht!

TF: Nein, er hat mich quasi überfahren! Und das Beste: Einen Song gab es ja noch gar nicht! Am nächsten Abend um 10 Uhr ruft Horst an: „O.K., ich habe schon alles mit Patrick klargemacht, der will mitmachen." Ich lege auf, muss erst einmal überlegen, was das jetzt war – und in dem Moment habe ich die Melodie im Kopf! Ich ging an den Flügel und schrieb in der gleichen Nacht den Song.

Eigentlich sollte ihn Robert Ponger, der Produzent von Falco, schreiben und produzieren, aber ich dachte: „Ich bin schneller!" Und ich war es auch. Am nächsten Morgen rief ich Horst an: „Hör mal, hier ist mein Demoband", und spielte es ihm von meinem vierspurigen Aufnahmegerät am Telefon vor. Er war begeistert, und aus diesem Kern wurde „Black and White".

EL: Ihr seid dann als „PATTO" aufgetreten, eine Mischung aus den Namen PATrick und TOmmy, und gleich mit eurer ersten Single 1984 in den deutschen, österreichischen und in den Schweizer Top Ten gelandet.

TF: Ja, das ging dann quasi über Nacht. In Österreich produzierten wir ein Video, das war Anfang 1984, mit Nonnen, Pinguinen, „Black and White"-Whiskyflaschen und Schachbrettern. Das war ganz witzig gemacht und enthielt eben alles, was schwarz und weiß ist. Das Storyboard stammte von meinem Vater und mir. In der Schweiz hatten wir eine Livesendung; die Redakteure waren begeistert. In der Schweiz waren wir bald auf Platz 2 der Charts. Aber die Premiere fand in Österreich statt, in der Wiener Stadthalle. Dabei waren die größten Acts von Österreich: Wolfgang Fendrich, Wolfgang Ambros, Falco – es war ein riesiges Event der Zeitung „Kurier". Und wir als „Special Guests" mit der Weltpremiere von „Black and White" vor 12000 Leuten. Markus Spiegel, der Falco entdeckt hatte und sein Manager wurde, sagte zu uns: „Passt's auf, wenn wir in den ORF-Nachrichten drin sind, haben wir g'wonnen." Und wir *waren* drin! Also ging es auch dort rasant auf Platz 2 oder 3.

EL: Und in Deutschland wusste noch niemand von euch?

TF: Nein, der Hype in Deutschland brach erst danach los. Über die Platte wurde eine Promotion-Tournee gestartet. Wir wurden in Kitzbühel in der „Tenne" gespielt, in München im „P1", wir traten in Thomas Gottschalks Show „Na sowas!" auf. Danach waren wir 16 Wochen lang in den Charts. Diese Zeit werde ich nie vergessen. Wenn man so lange auf etwas hinarbeitet, und dann geht plötzlich die Tür auf! Da habe ich gemerkt, was es heißt, international unterwegs zu sein, kaum mehr zu schlafen, nur noch herumzujetten: Von Mailand nach Rimini, dort ein Konzert, dann zurück, Auftritt in Hamburg in einer Sendung – das war irre anstrengend, aber trotzdem eine glückliche Zeit. In „Tommy's Popshow Extra" mit Thomas Gottschalk standen wir im Dezember 1984 in der ausverkauften Essener Grugahalle vor 15 000 Leuten und waren gleich mit zwei Songs dabei: „Black and White" und „D.A.N.C.I.N." – und das alles mit nur zwei Insulinspritzen am Tag!

Ja, und dann zerbrach leider meine Partnerschaft mit Patrick. Er war ein hochbegabter Musiker, stand schon mit 16 bei „Ike and Tina Turner" auf der Bühne, aber wie es oft so geht, war er eben auch sehr exzentrisch, kam mit dem ganzen Druck nicht zurecht und war drogenabhängig. Das ruinierte mir einen Auftritt bei den „Montagsmalern", da lag er nämlich mit einer Überdosis im Krankenhaus, sodass ich mit einem anderen Song allein auftreten musste – das war natürlich nicht gerade das, was ich mir vorgestellt hatte. Zum Auftritt in der „Starparade" im ZDF war eine Riesenprobe angesetzt, und wer kam nicht? – Patrick, denn er hatte seinen Flieger verpasst!

EL: So eine Zusammenarbeit kann auf die Dauer nicht gut gehen, wenn man sich nicht aufeinander verlassen kann.

TF: Ja, Patrick wurde zunehmend zu einem Risikofaktor. Wir haben eine LP zusammen gemacht, aber gleichzeitig wollte er an einem Soloprojekt arbeiten, und es gab Streit. Vor neun Jahren ist er an AIDS gestorben. Ich konnte mich im Krankenhaus noch von ihm verabschieden, obwohl er kaum noch bei Bewusstsein war. Aber, typisch Patrick, er hätte fast noch das Krankenhaus abgefackelt, denn er musste ja bis zum Schluss rauchen und ist dabei eingeschlafen. Er hat eben Vollgas gelebt, im Hotel immer die Minibar leer getrunken, er hat nichts ausgelassen, keine einzige Flasche. Das war für mich das Gegenbeispiel – so sehr ich ihn als Musiker schätzte: So darf man's nicht machen.

Neue Kontakte nach Amerika

EL: Wie ging es nach der Trennung des Duos weiter?

TF: Wir hatten vorher rund um die Uhr zu tun gehabt. Dann hob Patrick ab, und ich saß da, musste wieder von vorn anfangen! Ich habe begonnen, erneut mit deutschen Kollegen zu arbeiten. Mit Andreas Martin, einem Schlagersänger und hervorragendem Autor, habe ich „In the Night" geschrieben. Wir hatten einen Handshake-Deal mit seiner Plattenfirma, die uns aber verboten hat, gemeinsam aufzutreten. Horst Bork flog am nächsten Tag mit der Nummer zu Giorgio Moroder nach Los Angeles und spielte sie ihm vor. Giorgio, versierter Musikproduzent und Komponist, sagt: „Mach ich! Tommy soll rüberkommen, ich hab' einen Interpreten dafür!" Er dachte da an Joe Esposito, der für den Film „Flashdance" „Lady Lady Lady" eingespielt hatte, ein genialer Sänger. Letztendlich wurde aus unseren „In the Night" „Eye to Eye", denn Giorgio kann nichts so stehen lassen, wie es ist, und muss immer noch etwas verändern, aber er hatte einen guten Erfolg damit. Insgesamt habe ich während dieser Produktion sechs tolle Monate in L.A. verbracht.

EL: Und konntest in der Zeit wichtige Kontakte zur amerikanischen Musikszene knüpfen!

TF: Ja, ich habe in der Zeit alle wichtigen amerikanischen Musiker kennengelernt. Ich wollte eigentlich auch Christopher Cross treffen, dem 1980 bereits mit seiner ersten Single „Ride Like The Wind" der große Durchbruch gelungen war und der auch alle seine Lieder selbst schreibt: Er hatte auf Anhieb Platz 1 der US-Charts erreicht. Dummerweise war er aber auf Tournee, sodass das nicht klappte. Ich konnte aber immerhin sein Haus hüten – was ich auch gemacht habe. Ich lernte David Foster kennen, der für „Earth Wind and

Fire“, Whitney Houston und Chicago geschrieben und die Hymne für die kanadischen Winterspiele in Calgary gemacht hat, und konnte im Studio dabei sein.

EL: Warum bist du nicht in den USA geblieben? Vielleicht hätte sich dir dort die große Chance aufgetan?

TF: Ich hatte ja eine Frau und eine Tochter in Frankfurt. Als ich wieder zu Hause war, versuchte ich mich unter dem Pseudonym „TMF“ für Thomas Michael Fuchsberger mit der Nummer „I’m not nervous“. Unter einem weiteren Pseudonym, „Fun Gang“, produzierte ich den Titel „Just for fun“, wo ich ein „Hihi!“ meiner zweijährigen Tochter sampelte, und dann startete ich ein weiteres Soloprojekt: Meinen Song „Ecstasy“ wollte ich zwar ursprünglich an Falco verkaufen, entschied mich dann aber, ihn selbst zu machen. Mein Sänger Thomas Fritze, unter dem Pseudonym „John Damon“, versagte aber bei seinem Auftritt bei Günther Jauchs „Na siehste!“ im ZDF: Er war zu nervös und hampelte nur herum, daher ist aus der Sache weiter nichts geworden.

EL: Man könnte fast denken, dass dich eine Pechsträhne verfolgt hat! Aber du hast dich offenbar nicht unterkriegen lassen.

TF: Nein, das Business ist eben hart, viele versuchen sich in der Musikbranche, und nur die wenigsten können wirkliche Erfolge vorweisen. Ich blieb einfach weiter dran. Nach „Ecstasy“ habe ich begonnen, eine weitere englischsprachige Platte zu schreiben, die „Valet Parking“ heißen sollte. Diesmal war ich selber die Band und finanzierte alles selbst. Meine damalige Frau arbeitete bei der Lufthansa, sodass ich wenigstens für 10 Prozent fliegen konnte, was Kosten sparte. Ich hatte in der Zwischenzeit auch immer wieder Aufträge für Werbemusik gehabt und komponierte für Kraft’s Tomatenketchup, für Margret Astor, für Mercedes-Benz, für Yoghurette, für Jacobs Kaffee, sodass ich dadurch in „Valet Parking“ investieren konnte. Michael Stark, der Jennifer Rush entdeckt hatte, ging damals mit mir zum CBS-Chef Jochen Leuschner – und die haben sich im letzten Moment dann doch gegen „Valet Parking“ entschieden.

Neuer Schwung als Musikproduzent

EL: Was hast du da empfunden, als deine hochfliegenden Pläne so plötzlich zerstört wurden?

TF: Ich war platt und erst einmal am Boden zerstört. Aber ich hatte Glück. Ich kannte Toni Bunte vom Label „Titan Records“, der suchte interessante Musik. Er hörte sich's an und gab mir einen Produktionskostenvorschuss. Ich hatte so gute Kontakte, dass ich sieben Fernsehauftritte organisieren konnte. Ich war beispielsweise im „ZDF-Fernsehgarten“ bei Manfred Sexauer. Und das nur durch eigene Vermarktung, denn das Label kannte ja keiner! Es war die erste Zeit der CDs, sodass ich beides machen konnte, CD und Langspielplatte auf Vinyl, und war zusammen mit „Pur“ und Patricia Kaas in TV-Sendungen.

EL: Das ging aber nicht allein, und du hattest in der Zeit keine Band, oder?

TF: Stimmt, dazu brauchte ich natürlich Musiker, und so trommelte ich meine alte Truppe zehn Jahre später wieder zusammen: den Bassisten und den Schlagzeuger, nur der Gitarrist war neu. Wir haben uns zwar immer gut verstanden, aber dadurch, dass die anderen auch ihre Termine hatten und ich nicht immer das Mädchen für alles sein wollte, tauchten bald Probleme auf, obwohl wir bereits für zehn Tage im Nachtcafé gebucht waren: Der Besitzer Wolfgang Kornemann hatte mir zugesagt da wir schon in der Disco „Eastside“ gespielt hatten einem angesagten Münchner Club. Ich hätte das eigentlich sehr cool gefunden, vor allem gab es in den beiden Locations immer Diet Coke und „Enorm in Form" von Adelholzener, Limo ohne Zucker, weil Kornemann auch Diabetes Typ 1 war.

Ich entschied mich also, da ich ohnehin der alleinige Komponist und Arrangeur unserer Songs war, für einen Alleingang und fing mit meinem eigenen Tonstudio an. So arbeitete ich mich per „Learning by Doing" von der Vierspurtechnik über acht und zwölf Spuren bis zur analogen 24-Spur-Maschine hoch. Schon 1987 rüstete ich auf Digitaltechnik um. Das meiste brachte ich mir selbst bei. Ich hatte ja auch schon Studioerfahrung und konnte mich auch bei anderen Produzenten umsehen. Noch im gleichen Jahr, 1988, begann ich mit der ersten Filmmusik. Ich war damals noch bei der Teldec unter Vertrag, wo auch Frank Duvall war, ein erfolgreicher deutscher Komponist, Bandleader, Sänger und Arrangeur, der zwischen 1980 und 1986 mehrere Hitparaden-Erfolge hatte, zum Beispiel den Nummer-1-Hit „Angel of Mine" oder „Give Me Your Love". Er hatte auch die Musik zu verschiedenen Fernsehserien komponiert, darunter für „Derrick" und „Der Alte". Duvall besaß ein Studio in Spanien, wo es Probleme mit dem Strom gab, sodass er ausgeknockt war. Und so habe ich für die ZDF-Produktion „Abenteuer in Bangkok" mit Armin Mueller-Stahl den Auftrag bekommen, die Filmmusik zu schreiben: „Running Away To Bangkok" war der Titelsong, und immer, wenn ich heute in Bangkok bin, fällt mir diese Musik ein, die ich zu den Verfolgungsjagden mit dem Speedboat geschrieben habe, ohne damals Bangkok zu kennen! Wir machten dazu auch eine Platte, die gut lief, und parallel zu den Werbemusiken war das ein guter Einstieg. Wenn man „Valet Parking" dazuzählt, war ich an drei Projekten gleichzeitig tätig – genau das Richtige für mich!

Ein schwieriges Jahr

EL: Aber 1988 war auch ein Rieseneinschnitt für dich, weil du erfahren hast, dass du genau an deinem Geburtstag wieder Vater geworden bist. Und die Ehe mit deiner damaligen Frau lief ja alles andere als gut!

TF: Das ist ein schwieriges Kapitel! Ich war zu dieser Zeit ein halbes Jahr von meiner Frau getrennt gewesen und musste erst einmal rechnen. Meine Familie lebte bei Frankfurt, und hier in München las ich in allen Zeitungen, dass Blacky wieder Großvater geworden sei – und ich somit Vater, mit allen Informationen, Name des Jungen, Uhrzeit, Gewicht! Aber geredet hatte keiner mit mir! Verständlicherweise war ich sehr wütend und rief sofort meinen Anwalt Josef W. Haindl an, der inzwischen leider verstorben ist. Zu allem Überfluss herrschte zu dieser Zeit auch noch Funkstille mit meinen Eltern, was auf Betreiben meiner Frau oder deren Mutter, das weiß ich nicht, geschehen war. Sie behauptete immer, ich sei die Marionette meiner Eltern, und um ihr zu beweisen, dass das nicht stimmte, habe ich mich 15 Monate lang bei meinen Eltern nicht mehr gemeldet.

EL: Eine recht pubertäre Reaktion von dir, oder?

TF: Ich dachte, dadurch löst sich vielleicht ein Problem. Besonders schlau war das zugegebenermaßen nicht von mir gewesen, aber meine Eltern trugen es mit Fassung. Als sie hörten, dass ich wieder zurück in München war, nachdem ich nicht mehr bei meiner Frau wohnen wollte – und zum Glück hatte ich meine Wohnung in München immer behalten –, rief mich mein Vater an, einfach so. Er erzählte mir, er und meine Mutter wollten gern bauen, und ob ich das nicht mieten und dort wohnen wollte. Das war der Auslöser, die alten Geschichten einfach zu vergessen. Ich sagte: „Klar, sofort“, und in dem Haus wohne ich heute noch.

Meine beruflichen Aktivitäten verlegten sich damit auch wieder nach München. Ich bestand darauf, dass im Keller ein Tonstudio nach meinen Wünschen eingerichtet wurde, sodass ich autark sein konnte. Dort habe ich mit der ersten „Terra Australis“-Musik begonnen. Mein Vater wollte sich keinen anderen Musikproduzenten vor die Nase setzen lassen, und ich habe für 21 Sendungen die komplette Musik gemacht.

EL: Zwei Jahre später, 1990, hast du dich von deiner Frau scheiden lassen. Wie ist denn die Beziehung zu deinen Kindern heute?

TF: Es besteht keine. Meinen Sohn Julien habe ich erst kennengelernt, als er elf Jahre alt war. Er und meine Tochter Jennifer leben mit ihrer Mutter in Frankfurt. Heute ist Julien 19, Jennifer 22. Glücklicherweise haben sie beide keinen Diabetes.

EL: Das hört sich alles recht tragisch an. Tut es nicht weh, gar keinen Kontakt zu haben? Wenigstens bei deiner Tochter hast du ja die ersten Lebensjahre begleitet!

TF: Natürlich, aber ich versuche, das nicht an mich ranzulassen. Ich habe immer wieder versucht, sie zu sehen, aber der Kontakt wurde mir sehr schwergemacht. Ich musste gerichtlich durchsetzen, dass ich meinen Sohn überhaupt kennenlernen durfte, und das ist nicht gerade die Voraussetzung für eine entspannte Begegnung. Es war eher die Hölle, und die Scheidung war sehr schmutzig. Wir waren ja immer die „Sunshine-Familiy“, das Vorzeige-Paar, und die Presse hat sich natürlich mit Vergnügen auf dieses Fressen gestürzt.

EL: Kommunikation wäre vielleicht die Lösung?

TF: Lieber Erich, da hast du Recht, aber wenn man mit jemandem einfach nicht kommunizieren *kann*, dann ist es eben so. Meine Kinder wissen, wo ich zu finden bin. Ich wäre immer für sie da, und das habe ich auch oft in Fernsehsendungen, ob das bei Johannes B. Kerner war oder anderswo, gesagt. Irgendwann werden sie vielleicht wissen wollen, wer ich wirklich bin, denn man möchte ja wissen, wo man herkommt. Ich habe das Kapitel nicht abgeschlossen, aber ich habe es aufgegeben, mich täglich damit zu beschäftigen, denn es tut mir zu weh.

Wenn Träume zerplatzen

EL: Was hat denn deine Exfrau damals so verletzt, dass sie in die Trennung quasi die gemeinsamen Kinder mit einschloss? Wart ihr nicht glücklich miteinander?

TF: Am Anfang war alles wunderbar, wie das eben ist, wenn man frisch verliebt ist. Ich habe meine damalige Frau im Flugzeug kennengelernt. Wir sind sozusagen aufeinander geflogen! Es war auf dem Rückflug von Frankfurt zu einem „Black and White“-Auftritt in der „Tele-Illustrierten“ beim ZDF. Ich stand mit Patrick auf der Warteliste, weil ich einen Flieger früher nehmen wollte, und sehe im Wartebereich plötzlich ein bildhübsches Mädchen. Irgendwann wurde sie aufgerufen und boardete, ich dachte schon: „O. K., das war’s“, aber plötzlich werden auch unsere Namen aufgerufen! Ich denke mir: „Super, nix wie hinterher!“, aber Patrick wollte unbedingt noch telefonieren – irgendwas hat ihn eben immer aufgehalten. Es war mir in diesem Fall egal: „Wenn er die Maschine versäumen will, bitte sehr, *ich* jedenfalls nehme diesen Flieger, jetzt.“

Das Mädchen saß in der letzten Reihe außen, in der Mitte war noch frei, und eine Stimme sagte mir: „Da gehst du jetzt hin.“ Sie hatte schon alles ausgepackt und sich breitgemacht und packte jetzt unwillig wieder zusammen. Als ich dann saß und sah, dass sie einen Einsatzplan der Lufthansa studierte, kamen wir ins Gespräch, weil ich schon auf dem Hinflug von München eine Bekannte getroffen hatte, die ebenfalls als „Deadhead“, so nennt man die Flugbegleiter, die nicht im Dienst sind, aber gerade an ihren Einsatzort oder – wie in dem Fall meine zukünftige Frau – nach Hause fliegen, und unterhielten uns den ganzen Flug über. Schließlich lud ich sie zum Abendessen ins „Romagna Antica“, wo wir zufälligerweise meinen Vater trafen, der dort schon mit dem Filmproduzenten Bernd Eichinger und einigen anderen saß – wir wollten natürlich für uns sein und wählten einen anderen Tisch.

Am nächsten Tag sollte Silvia von München über Frankfurt nach New York eingesetzt werden, und ich sagte zu ihr, wenn sie zurückkomme, würde ich sie gern nach Kitzbühel einladen. Wir fuhren also ins Hotel „Zur Tenne“, wo ich ganz brav zwei Zimmer bestellt hatte, und so verbrachten wir das erste gemeinsame Wochenende.

EL: Was sagten deine Eltern zu deiner neuen Freundin?

TF: Sie fanden sie super, und mein Vater brachte es mal wieder auf den Punkt, indem er sagte: „Wenn *du* sie nicht nimmst, nehm’ *ich* sie!“ Und sie war reizend zu meinen Eltern! Alles war bestens, es war 1984, ich in meiner Hochphase mit „Black and White“ – es war genial. Und dann ging alles ganz schnell. Ich wurde vor vollendete Tatsachen gestellt, denn innerhalb kürzester Zeit wurde sie schwanger – obwohl sie die Pille nahm, wie sie sagte, und ich kann mich auch heute noch an die Schachtel erinnern.

EL: War das ein Schock für dich? Du hattest bestimmt nicht geplant, so schnell zum Familienvater zu werden!

TF: Ich habe es genommen, wie es war, bin mit mir zu Rate gegangen und habe gesagt: „Also gut, dann heiraten wir auch." Sie wollte das ebenfalls. Und ab der Hochzeit begann der Stress, mit ihr, mit ihrer Mutter, obwohl vorher alles super gelaufen war. Wir waren damals ins Haus meiner Mutter gezogen, da gab es natürlich die klassischen Konflikte, bis wir nach Forstenried zogen. Dort hätten sich die Wellen glätten sollen, wie ich dachte, denn dort waren wir mit unserer kleinen Tochter für uns. Doch auf einmal wollte meine Frau lieber wieder nach Frankfurt, um in der Nähe ihrer Mutter zu sein.

Dann kam die Zeit, dass ich von meinen Freunden hörte: „Du musst uns anrufen, wenn du uns brauchst, bei dir zu Hause rufen wir nämlich nicht mehr an." Ich begriff damals gar nichts: Was hatten die denn für ein Problem? Bis ich herausfand, dass meine Frau alle Kontakte um mich herum „abbiss". Ich war plötzlich ohne Eltern und ohne Freunde, ich hatte mich komplett auf meine Familie konzentriert. Aber die Vorwürfe meiner Frau rissen nicht ab, bis mir der Kragen platzte, denn es drehte sich längst alles nur noch um sie. Um mich ging es gar nicht mehr.

EL: Darunter hat sicher auch deine Tochter gelitten.

TF: Natürlich ist es für ein Kind kein Spaß, wenn die Eltern ständig streiten! Die Sache schaukelte sich immer mehr hoch, bis ich es nicht mehr aushielt und meine Sachen packte, um meine Zelte wieder in München aufzuschlagen.

EL: Ich stelle mir das emotional sehr schwierig vor - du weißt, du hast zwei Kinder, die nur ein paar hundert Kilometer weit weg von dir leben, sozusagen nur eine

Stunde Flugzeit entfernt, und du weißt nicht, was die machen: Geht's ihnen gut, geht's ihnen schlecht? Würdest du dir nicht eine Aussprache wünschen, eine Gelegenheit, um über alles einmal zu reden?

TF: Das Verhältnis ist wirklich sehr zerstört. Meine Tochter wurde mir gegenüber immer negativer. Ich habe sie vor acht Jahren, da war sie 14, zuletzt gesehen. Sie ist eben von ihrer Mutter und ihrer Großmutter manipuliert worden, und das kann man einem Kind ja auch nicht anlasten. Ich selbst habe nie die Gelegenheit bekommen, meinen Standpunkt zu verteidigen, denn der Zugang zu ihnen wurde mir jedes Mal sehr schwer gemacht.

EL: Vielleicht müssen deine beiden Kinder einfach noch ein bisschen älter werden, um Abstand zu gewinnen, und möglicherweise bekommen sie selbst einmal Kinder. Und vielleicht wollen diese Kinder ja dann auch mal ihren Opa kennenlernen, nämlich dich! Möchtest du ihnen nicht hier in deinem Buch eine Botschaft senden?

TF: Auf alle Fälle: „Meine Tür ist offen." Ich würde mich sehr freuen, wenn sich meine Tochter und mein Sohn entscheiden könnten, selbst herauszufinden, wie ihr Alter in Wirklichkeit ist!

Info:
Die Folgeschäden des Diabetes

Auge: 6000 Erblindungen pro Jahr

Zum Zeitpunkt der Diagnosestellung haben 40 Prozent der Diabetiker schon gewisse erste Schäden in der Netzhaut. Der hohe Blutzucker zerstört im Krankheitsverlauf die feinen Blutgefäße des Auges. Einige verstopfen und hinterlassen eine Narbe. Andere reißen, Blut ergießt sich in den Augapfel, und der Blick trübt sich. Einsprießende neue Gefäße behindern die Sicht. Alle 90 Minuten erblindet ein Diabetiker.

Füße: 27000 Amputationen pro Jahr

Durchblutungsstörungen und Nervenschäden verursachen Geschwüre an den Knöcheln. Wegen der bei hohem Zucker herabgesetzten Infektabwehr infizieren sich diese oft. Druckstellen im Schuh werden wegen der Nervenschäden kaum bemerkt. Deformationen machen Spezialschuhe nötig. Beim Verschluss größerer Gefäße muss operiert werden – alle 19 Minuten in Deutschland.

Hirn: 44 000 Schlaganfälle

Schlaganfälle sind bei Diabetes viermal häufiger, Depressionen und Parkinson etwa doppelt so häufig. Das Risiko einer Demenz steigt dreifach, bei zusätzlichem Bluthochdruck elffach.

Nerven: Impotenz droht

Der erhöhte Zucker schädigt Nerven zur Steuerung der inneren Organe und der Sensibilität. Nach zehn Jahren klagt jeder zweite Mann über Impotenz. Verdauungs- und Herzfunktionsstörungen, Schmerzen und Missempfindungen, besonders der Beine, treten auf.

Nieren: 20 000 an der Dialyse

Diabetiker sind auf der Dialysestation die größte Gruppe. Nach 15 bis 20 Jahren sind 30 bis 40 Prozent nierenkrank. An der Dialyse verstirbt jährlich bis zu einem Viertel der Patienten.

Herz: 27 000 Herzinfarkte

Drei Viertel aller Diabetiker sterben an einem Herzinfarkt. Ihr Risiko ist im Vergleich zu Nichtdiabetikern vier- bis sechsfach erhöht. Dreimal häufiger leiden sie unter Angina pectoris. Arteriosklerose hat die Herzgefäße dabei so stark verengt, dass bei jeder Anstrengung Brustschmerzen und Atemnot auftreten.*

* Quelle: Focus vom 11. Juni 2007

Mein zweiter Weckruf

Aus heiterem Himmel

EL: Tommy, du hast es schon einmal angeschnitten: Der Diabetes war nicht der einzige Weckruf in deinem Leben.

TF: Ja, und was mich am meisten verblüfft hatte, als das losging, war, was ich alles seit dem ersten Weckruf schon wieder vergessen hatte. Ich wunderte mich, dass ich erst einmal wieder so tief in den Dreck rutschen musste, um zu kapieren, was ich damals, als ich die Diagnose „Diabetes" bekam, eigentlich längst kapiert hatte: Nämlich nichts für selbstverständlich zu nehmen.

EL: Da sind wir uns einig: Das Leben muss man im Hier und Jetzt leben. Wir alle hier am Tisch können ja in jedem Moment sterben. Das muss man sich immer wieder klarmachen!

TF: Ja! Und kaum merkt man, dass es zu spät ist, geht der Film ab: „Mist, das hätte ich noch alles machen sollen, machen wollen ... Der Auslöser für diesen zweiten Wake-up-call wirkte zunächst gar nicht so kompliziert. Ich hatte viele Jahre extreme Probleme mit Hämorrhoiden gehabt, eine Erkrankung, von der irgendwann in ihrem Leben mehr als ein Drittel der Bundesbürger über 30 betroffen sind. Es handelt sich dabei um knotenförmige Aussackungen der Blutgefäße im Enddarmbereich. Diabetiker leiden häufiger daran, weil durch den Zucker oft ihre Wundheilung gestört ist oder das Bindegewebe einfach nicht kräftig genug ist. Eine Heilung ist möglich, wenn man rechtzeitig etwas unternimmt, aber ich hatte mir die Zeit nicht genommen, da ich viel auf Reisen war. Und so wartete ich so lange, bis sich die Hämorrhoiden entzündet hatten und bluteten, was natürlich auch sehr schmerzhaft war. Nach dem Stuhlgang musste ich sie zurückdrücken, da sie sich nicht mehr von selbst zurückzogen.

EL: Das klingt wenig appetitlich!

TF: Sicher! Ein Spaß war das nicht, daher entschloss ich mich 2003, nachdem ich alles Mögliche probiert hatte, doch zu einer Operation. Lustigerweise war hier Michael Schuhmacher meine Motivation: Obwohl er selbst nie Hämorrhoiden hatte, dachte ich mir, *wenn* er welche hätte, hätte er sie längst wegmachen lassen – schließlich sitzt er ja so viel. Man muss sozusagen hinten seinen Set-up ändern!

EL: Hattest du vorher eine Zweitmeinung eingeholt, was die Operation betraf?

TF: Ich hatte vorher mit drei oder vier anderen Ärzten gesprochen. Die einhellige Meinung war, anders als durch eine Operation würde es nicht gehen. Ich wollte das also endlich hinter mich bringen und ließ mich in die Klinik München-Neuperlach einweisen. Der Krankenhausaufenthalt sollte drei Tage dauern.

EL: Wo im Leben standest du da? War das eine gute Phase oder eine Stressphase? Oft hat man ja schon von vornherein ein ungutes Gefühl.

TF: Keineswegs. Es war 2003, das war eigentlich eine gute Phase. Ich hatte genug zu tun: Mein erstes Kochbuch lief sehr gut, ich kam gerade aus Australien ... ich war überzeugt, das sei eine Routineoperation, denn so war mir das auch erklärt worden, und gehe blitzschnell über die Bühne.

EL: Hattest du Vertrauen zu dem Arzt, der dich operieren sollte?

TF: Im Vorfeld hatte ich Vertrauen, und der Chefarzt, sachlich, sympathisch, hat auch die erste Operation vorgenommen. Bei Hämorrhoiden kann eigentlich nichts schiefgehen, aber bei mir ist es passiert. Man muss zunächst ein Mittel trinken, das den Darm freiräumt. Leider schmeckt es ziemlich fürchterlich, aber was sein muss, muss sein. Nur wenn man es dann zum achten oder neunten Mal mitmacht, möchte man am liebsten sagen, trinkt euer Zeug selber, und soweit kam es ja dann leider.

Eine Routine-OP wird zum Albtraum

EL: Wir wollen nicht vorgreifen. Wie ging es dann weiter?

TF: Als ich nach der ersten Operation aus der Vollnarkose erwachte, fühlte ich mich eigentlich ziemlich gut. Aber nur so lange, bis der Chefarzt hereinkam und mir mit Grabesmiene eröffnete, dass er die Operation leider hatte abbrechen müssen: Es hatte sich herausgestellt, dass ich keine Hämorrhoiden, sondern einen ganzen Darmvorfall hatte, „eigentlich eine Frauenkrankheit", wie er sagte. Ich versuchte es von der humoristischen Seite zu nehmen und meinte: „Ich wollte immer schon was Besonderes sein, aber *darauf* hätte ich gern verzichtet." Die vermeintlichen Hämorrhoiden waren also nicht alles, und der Darmvorfall, eine um einiges ernstere Diagnose, musste sofort gestoppt werden. Es bedeutete, einen halben Meter Darm zu entfernen, ihn also zu verkürzen und neu zusammenzunähen.

EL: Was die psychologischen Qualitäten des Arztes betraf, war es ja nicht besonders aufbauend, dir das gleich nach dem Aufwachen mitzuteilen.

TF: Nein, aber immerhin wurde mir wenigstens bald erklärt, wie der erneute Krankenhausaufenthalt ablaufen würde. Er sollte nicht über drei, sondern über sieben oder acht Tage gehen und die Operation ein höheres Risiko enthalten. Ich hätte mich am liebsten gleich am nächsten Tag wieder unters Messer gelegt, um es so schnell wie möglich hinter mich zu bringen, wurde aber zunächst übers Wochenende noch einmal nach Hause geschickt. Zu dem Zeitpunkt konnte niemand wissen, dass sich die Sache noch viel weiter ausdehnen würde. Die ganze Familie dachte, mit der zweiten Operation sei es erledigt. Ich hatte ja auch Auftritte geplant und Termine und wollte so schnell wie möglich mein normales Leben wieder in Angriff nehmen! Um die Sache zu beschleunigen, machte ich eine Woche lang eine Nulldiät, um den Darm nicht zu belasten.

EL: Wo war in dieser Zeit dein Zucker? Wenn du krank wirst, kommst du ja schließlich schon immer mit einer anderen Krankheit an, dem Diabetes.

TF: Mein HbA1c-Wert, der Langzeitzuckerwert, war damals bei 5,1, das heißt, supergut. Den habe ich meist gut im Griff. Nach der ersten Operation allerdings hatte ich schon eine Meinungsverschiedenheit mit dem Krankenhauspersonal, weil man mir sagte, ich würde nicht genug spritzen. Das führte dann dazu, dass ich vor der zweiten Operation, weil ich dummerweise auf sie gehört hatte, im Unterzucker war. Man musste mir den Traubenzucker quasi spritzen, da ich vor der Operation ja nichts mehr zu mir nehmen durfte. Es ist eben falsch, wenn man sich nicht auf sein Gespür verlässt.

EL: Kann man sagen, dass du da ein inneres Gespür hast, wann und wie viel Insulin du brauchst? Etwa so wie eine innere Uhr? Manche Leute wissen ja, egal wo sie auf der Welt sind, immer, wie spät es ist und wann sie aufstehen müssen, und brauchen keinen Wecker!

TF: Das Hauptproblem ist, wenn ich nicht sofort reagiere, wenn ich merke, dass mein Blutzucker absackt, dass ich ihn dann selber nicht mehr regeln kann. Ich bin dann nicht mehr in der Lage, selbst eine Cola zu trinken. Ich gehe sozusagen auf Autopilot und bin auf mein Umfeld angewiesen, das mir sagen muss: „Mensch, du brauchst doch was!“ – auch wenn ich selbst die Notwendigkeit gar nicht sehe. Der Wahnsinn beim Diabetiker ist ja oft, dass er sich gegen den Zucker wehrt, obwohl man ihn dringend braucht!

EL: Kann man das vergleichen mit dem Gefühl des Höhenrausches? Ich habe einmal an einem Check für Starfighter-Piloten teilgenommen, und wenn der Sauerstoff reduziert wird, denkst du zuerst: „Super“, und wirst richtig euphorisch! Es entsteht ein richtiges Trancegefühl, dabei steht man kurz davor zu sterben, wenn die Sauerstoffzufuhr nicht rechtzeitig wieder hochgefahren wird. Ist das beim Diabetes ähnlich?

TF: Der Realitätsverlust ist vergleichbar, aber von Euphorie merke ich nichts, denn wenn ich in den Unterzucker komme, weiß ich danach nichts mehr davon.

Der Jahrhundertsommer geht an mir vorbei

EL: Wie ging es danach im Krankenhaus weiter?

TF: Dann kam die zweite Operation. Das Problem war, dass ich danach eine Infektion bekam, was ja erst einmal nichts Besonderes ist und im Krankenhaus oft passieren kann. Aber ich lag zehn Tage da und wurde künstlich ernährt, bis der Oberarzt das abbrach und mich für Reha-tauglich erklärte. Ich entschloss mich für die Klinik Jägerwinkel in Wiessee, eine Klinik am Tegernsee, wo früher Max Grundig und Franz Josef Strauss Gäste gewesen waren.

Es ging mir bei meiner Entlassung aus dem Neuperlacher Krankenhaus nicht besonders gut. Ich hatte sogar Fieber, aber außer dass ich geröntgt wurde, hat man keinerlei Nachsorge bei mir gemacht. Im „Jägerwinkel" bekam ich gegen das Fieber Antibiotika gespritzt, aber es sank nicht. In diesem Jahrhundertsommer 2003, bei durchschnittlich 30 Grad, fühlte ich mich wie 80: schlapp und lahm.

Nach drei Wochen sollte ich entlassen werden, weil ich auf dem Diabetikertag in Bremen sprechen sollte, aber der Vizearzt sagte, ihm gefalle das alles nicht, und meldete mich zur Computertomografie in einem Krankenhaus in der Nähe, in Agatharied an. Dort bei der Untersuchung stellte sich heraus, dass ich einen Riesenabszess hatte. Man behielt mich kurzerhand gleich da, weil auch noch ein Verdacht auf Blutvergiftung bestand. Dort wurde eine Dränage gelegt. Das hieß für mich, dass ich ein drittes Mal dieses schreckliche Abführmittel trinken musste. Die Dränage war äußerst schmerzhaft, aber der Arzt relativierte das, indem er mit einem künstlichen Ausgang als Alternative drohte, und ich ließ mich überreden. Schon zu diesem Zeitpunkt wäre das tatsächlich die bessere Lösung gewesen, aber das wusste ich damals nicht.

Die Dränage-Flüssigkeit wurde und wurde aber nicht klar, sodass eine weitere Darmspiegelung angeordnet wurde. Also ein viertes Mal. Dabei stellte sich heraus, dass ich inzwischen eine Fistel hatte, die quasi den Abszess nährte. Diese Fistel musste also zugeklebt werden, damit sie abstirbt. Das wurde zweimal versucht, aber der Abszess bildete sich nicht zurück.

EL: Und parallel dazu warst du ja mit dem Zucker beschäftigt, musstest also auch in diesem geschwächten Zustand weiter messen und spritzen.

TF: Ganz genau, als hätte ich nicht schon genug am Hals gehabt! Nachdem Agatharied nicht auf derartige Operationen zugeschnitten ist, ging ich in die Chirurgische Klinik Bogenhausen in München. Mein Vater aktivierte die besten Ärzte, aber die äußeren Umstände hätten mir beinahe den Rest gegeben: Draußen herrschten bis zu 40 Grad Celsius. Man konnte kein Fenster aufmachen. Vor dem Fenster war eine Baustelle mit ewigem Presslufthammerlärm – nicht gerade entspannend! Der Chefarzt Dr. Günther Meyer und der Oberarzt Dr. Richard Merkle, die mein Vater gut kennt, nahmen sich meiner an, und die Fistel wurde zweimal verklebt.

EL: Und in der Zwischenzeit hatten auch die Medien Lunte gerochen. Ich erinnere mich noch gut an die Schlagzeilen: „Stirbt Thomas Fuchsberger?" War das übertrieben?

TF: Ich war schon kurz davor aufzugeben – völlig geschwächt und mutlos. Da war ich ja bereits über zwei Monate im Krankenhaus. Aber die Presse trug ein wenig zu dick auf, auch wenn fünf- oder sechsmal versucht werden musste, die Fistel zu verkleben, denn es haute einfach nicht hin.

Fast am Ende

EL: Wie haben dir in dieser Phase deine Eltern beigestanden?

TF: Am Anfang meiner Krankenhausaufenthalte waren meine Eltern in Frankfurt, wo mein Vater den „Priestermacher" spielte. An seinen spielfreien Montagen flogen meine Eltern zu mir nach München, um mich im Krankenhaus zu besuchen. Das war so ein Stress für meinen Vater, dass er auf der Bühne einen kleinen Schlag bekam und dann auch noch eine Gürtelrose. Jetzt lag ich in München in der Klinik und mein

Vater in Frankfurt! Meine arme Mutter war jedoch der Fels in der Brandung, war an der Seite meines Vaters in Frankfurt, der Gott sei Dank nach drei Tagen wieder auf der Bühne stehen konnte. Als dann das Engagement in Frankfurt beendet war, waren meine Eltern jeden Tag bei mir im Krankenhaus. Und als es ganz kritisch wurde, hielten sie mir die Hände und massierten mir die Füße. Während der gesamten Zeit, also fast sechs Monate lang in diversen Krankenhäusern, versuchten mir meine Eltern immer die besten Ärzte zu vermitteln und wo überall möglich, Rat und Erfahrung einzuholen.

Irgendwann fand ich mich auf der Intensivstation wieder. Es half alles nichts, der Abszess ließ sich nicht beseitigen, und man sagte mir, es müsse nun doch ein künstlicher Darmausgang gelegt werden, damit der Abszess verschwände. Wäre das schon in Agatharied gesagt worden, hätte ich mir vier Monate Leidenszeit im Krankenhaus erspart.

EL: Was war das für ein Moment in deinem Leben? Ein künstlicher Darmausgang ist schließlich für jeden eine Horrorvorstellung!

TF: Es ist keine Horrorvorstellung, es ist tatsächlich der Horror. Die Nachricht war für mich wirklich niederschmetternd, aber es führte kein Weg dran vorbei. Die Operation wurde also vorgenommen. Immerhin war hundertprozentig klar, dass das nur vorübergehend war. Ich wollte auch gar nicht daran denken, dass das nicht der Fall sein könnte. Die ersten Tage waren richtig heftig. Ich hatte allerdings ein Superserviceteam, das mir alles gezeigt und gerichtet hat, weil ich nicht aufstehen konnte. Aber so ein künstlicher Darmausgang ist natürlich alles andere als lustig: Es riecht, es ist unhygienisch, es ist einfach ekelhaft. Als ich zum ersten Mal selbst im Bad den Beutel wechseln sollte, zog es mir die Füße weg, und wenn man mich nicht aufgefangen hätte, hätte ich mir vielleicht zu allem Überfluss auch noch eine Gehirnerschütterung geholt!

EL: Wie hast du es geschafft, diese Aneinanderreihung von Katastrophen zu verkraften? Das war ja schließlich ein Schlag nach dem anderen, und du konntest nicht wissen, wann es endlich wieder aufwärts gehen würde.

TF: Es gibt nur zwei Möglichkeiten: Entweder man resigniert und überlässt sich seinem Schicksal, oder man reißt sich zusammen und rafft sich auf. Als es mir am dreckigsten ging, kam wieder der Moment, wo ich mental den Schalter umgelegt habe: Motivation nach vorne! Und ich habe mir gesagt: Hör zu, du kannst jetzt jammern und dich gehen lassen oder du sagst: „Gut, alles klar, ich mach das jetzt mit, ich lerne jetzt, so gut und so schnell wie möglich, so intensiv wie möglich, damit zu leben, und werde wieder unabhängig." Ein künstlicher Darmausgang ist etwas, was ich meinem schlimmsten Feind nicht wünsche.

TF: Dazu gehört ein unwahrscheinlich starker Lebenswille!

EL: Ja, aber ich wusste nicht, dass es noch lange nicht vorbei war. Dennoch war die Auseinandersetzung mit der Sache, das Lernen, für mich eine Riesenerfahrung. Ich bin also mit diesem Beutel, nachdem ich erneut Hämorrhoiden-Probleme bekam, zwei Wochen rumgelaufen, bevor man sich wieder an die Hämorrhoiden machte. Der Abszess war durch den künstlichen Ausgang verschwunden, und ich habe mich besser gefühlt. Alles schien auch bestens, aber fünf Tage später hatte sich an derselben Stelle wieder einen Abszess entwickelt. Also das ganze Spiel von vorn: wieder Abführmittel, wieder Dränage ... Und dann: links die

Dränage, rechts der Beutel, und dann noch messen und spritzen – ich hatte nur noch 56 Kilo und war wirklich endgültig demoralisiert. Ich hatte meinen ganzen Lebensmut verloren.

Cornelia gibt mir neuen Mut

EL: Kamen da nicht auch manchmal Gedanken an den Tod?

TF: Es gab eine Situation, wo ich die Dränage *und* den Ausgang hatte, keine Veränderung in Sicht war und sich auch meine Blutzuckerwerte einfach nicht in den Griff bekommen ließen. Ich hatte 20 Kilo Gewicht verloren und bekam bei der Affenhitze keine Luft. Ich hatte einfach keine Lust mehr, haderte natürlich mit Gott und warf ihm vor, er solle sich jetzt endlich mal entscheiden!

EL: Welche Rolle spielte da noch dein Diabetes? Das war doch dann ein Kinderspiel dagegen?

TF: Der Zucker trat in diesem Moment in den Hintergrund, auch wenn meine Werte äußerst schlecht waren. Man muss aber auch sagen, dass die ganze Heilungsproblematik natürlich gerade vom Diabetes verursacht war.

Professor Dr. Rudolf Wank von der immunologischen Abteilung der Universität München war zwar nicht mein Operateur, machte aber ein Blutbild. Ihm habe ich viel zu verdanken. Er wurde mir von der rechten Hand meines Vaters bei seiner Sendung „Heut' abend" empfohlen, dem Journalisten und Filmemacher Eckhart Schmidt, beziehungsweise seiner leider verstorbenen Frau, Isi Schmidt. Professor Wank brachte etwas zum Vorschein, was uns alle sehr verwunderte: Als ich zwei oder drei Jahre alt war, ist unser Hund Arco an Toxoplasmose gestorben, einer häufig auftretenden Infektionskrankheit, die für Menschen ansteckend ist, aber zumeist symptomlos verläuft. Und genau diese Antikörper wurden in meinem Blutbild gefunden! Außerdem hatte ich eine Hepatitis B, obwohl ich zum Glück nie Symptome entwickelte.

Daraufhin bekam ich über drei oder vier Monate eine Eigenblutbehandlung. Dr. Wank hat innerhalb von sechs Monaten mein Immunsystem wieder hochgefahren. Der Abszess ging letztlich zurück. Ich behielt den künstlichen Darmausgang aber noch eine Weile und flog damit im November, als es mir einigermaßen besser ging, zum VOX-„Kochduell" nach Köln, wo eine Sondersendung anlässlich des Welt-Diabetes-Tages gemacht werden sollte. Dort bekommt jeder einen Einkaufskorb und kocht, das Publikum prämiert danach die Speisen. Und ich habe es gewonnen, gegen einen Diabetologen! Da war ich schon stolz!

Am stolzesten war ich aber auf meine heutige Lebensgefährtin Cornelia Corba, die nicht ein einziges Mal mit der Wimper gezuckt hat, was den Ausgang betraf, obwohl die ganze Sache ja wenig ästhetisch ist. Aber für sie war das kein Problem. Sie war in dieser ganzen Zeit wie ein Fels in der Brandung an meiner Seite, hat mich besucht, hat sich um mich gekümmert und zu mir gehalten. Das werde ich ihr nie vergessen.

EL: Wie wichtig ist der Lebenspartner in einer solchen Situation?

TF: Überlebenswichtig! Cornelia hat mir Mut gemacht und das bisschen Selbstwertgefühl, das ich noch hatte, hochgehalten. Ich war zaundürr geworden, und als ich wieder zu Hause in Grünwald die ersten Spaziergehversuche unternahm, machten die Leute große Augen, weil sie mich kaum wiedererkannten. Für mich war es ein langsames Wiederherankommen an meinen früheren Zustand, an meine Fitness, bis ich Ende Januar 2004 den Ausgang wieder loswurde und das schrecklichste halbe Jahr meines Lebens vorbei war.

EL: Ihr seid nun schon sieben Jahre zusammen und habt gemeinsam einiges durchgemacht! Habt ihr nie daran gedacht zu heiraten?

TF: Wir haben uns angewöhnt, dass wir uns alle Jahre wieder verloben. Unsere erste Verlobung fand 2004 im Oman statt. 2005 hatten wir ausgelassen, aber nachdem wir vom Bermuda Department of Tourism für eine Woche ins das traumhafte Cambridge Beaches Hotel eingeladen worden waren, beschlossen wir 2006, wieder eine Verlobung zu feiern. Eine Verlobung ist ja normalerweise das Versprechen, den Partner innerhalb eines Jahres zu heiraten, und gilt auch nur ein Jahr. Cornelia und ich sehen unsere Verlobungen als das gegenseitige Versprechen, einander treu zu bleiben, die Zukunft gemeinsam zu verbringen und unser Leben auch als Partnerschaft zu gestalten. Dazu brauchen wir keinen Trauschein!

Die Fuchsbergers: eine zähe Sippe!

EL: Zurück zu deiner Rekonvaleszenzphase. Wie hast du das in der Zeit zu Hause gemeistert? Man weiß ja, dass so ein Beutel auch platzen kann, und beim Sex ist es auch nicht gerade leicht!

TF: Es gab natürlich Höhen und Tiefen. Da erlaubt man sich natürlich auch mal, zu fluchen und rumzuschreien, denn der Druck muss ja auch einmal raus. Aber letztendlich ist es doch so: Augen zu und durch!

EL: Tommy, was können Menschen von deiner Geschichte lernen? Am Schluss hattest du immerhin acht Darmspiegelungen und 21 Vollnarkosen hinter dir!

TF: Man sollte ein derartiges Erlebnis als eine Herausforderung annehmen und als Prüfung sehen, die man eben akzeptieren muss. Welche Werte stehen hier auf dem Spiel? Wie komme ich klar, und wie kann ich noch aus der beschissensten Situation etwas Positives für mich herausziehen? Also nicht sagen: „Das bringt ja eh nichts", sondern lernen, mit der Situation umzugehen. Das ist der rote Faden in meinem Leben. Immer wieder, immer wieder, immer wieder. Und das Gleiche gilt natürlich auch immer wieder für den Diabetes: Ich muss sagen, es ist eine Krankheit, und ich stelle mich dieser Krankheit. ‚Ich nehme sie an. Ich nutze sie'!

EL: Wie war das Personal im Krankenhaus? Hat es dir neben der Versorgung auch moralische Unterstützung geboten?

TF: Ja, als mich mein Lebensmut so langsam zu verlassen schien, lernte ich einen jungen Krankenpfleger kennen, der mir nachts meine Schlaftabletten und meine abendliche Spritze gegen Embolien verabreichte. Nachdem wir uns täglich sahen und er nachts etwas Zeit hatte, begann ich ihm Geschichten aus meinem Leben zu erzählen: von meinen Reisen durch Australien, unseren Dreharbeiten zu „Terra Australis", meinem Beruf und den vielen anderen Dingen, die ich bis dahin erlebt hatte. Als mein Pfleger das alles hörte, meinte er: „Sie haben ein tolles Leben!" Diese Worte führten bei mir zu neuem Mut und gab mir neue Energie zu einer „Jetzt-erst-recht"-Einstellung und dem Reflektieren über das eigene Leben.

EL: Selbstverständlich wünsche ich es dir nicht, aber gesetzt den Fall: Was wäre, wenn du einen dritten Weckruf bekommen würdest?

TF: Da würde ich erneut und genauso kämpfen. Ich bin jetzt dadurch gefeit, dass ich das zweimal erlebt habe, daher würde ich auch beim dritten Mal sagen:

„O.K., da gehe ich durch. Was mich nicht umbringt, macht mich stärker."

EL: Ich kann mir gut vorstellen, dass Blacky, dein Vater, der ja schon alle „Ersatzteile" hat, wie er es selbst einmal recht ironisch formuliert hat, da auch eine Vorbildfunktion für dich hat. Nach seinem Schlaganfall während des „Priestermachers" stand er ja entgegen allem ärztlichen Rat am nächsten Abend wieder auf der Bühne. Hat dein Vater umgekehrt auch aus deiner Krankheitsgeschichte Kraft gezogen?

TF: Die Fuchsbergers sind generell eine zähe Sippe. Bei meinem Vater kommt noch hinzu, dass er das Publikum nicht enttäuschen will und immer alles gibt. Er ist ein altgedienter Profi. Die Kraft kommt bei ihm aus der Liebe zum Beruf, dafür nimmt er alles auf sich.

EL: Und wo kommt deine Kraft her?

TF: Aus der Liebe dazu, unterschiedliche Dinge zu tun. Ich bin wahnsinnig ungeduldig und ich muss immer arbeiten: Fotografieren, als Journalist für das Diabetiker-Magazin „feel free" schreiben, Musik machen, komponieren, arrangieren und produzieren, auf Diabetikerkongressen meine Geschichte erzählen, Aufklärungsarbeit betreiben – diese so verschiedenen Dinge zu tun fasziniert mich einfach. Ich bin sozusagen ein Multitasker und gern mit unterschiedlichen Dingen konfrontiert. Das macht mir Spaß. Außerdem weiß ich, wie privilegiert ich bin. Viele Diabetiker haben nicht die Möglichkeit, so weit zu reisen wie ich, sind vielleicht arbeitslos und sitzen mit der Schwarzwälderkirschtorte vorm Fernseher – aber ich möchte sie an meinen Erlebnissen teilhaben lassen und kann nur zu allen sagen: „Egal, was ihr tut, tut es positiv. Lebt bewusster! Lasst euch nicht verblöden! Sitzt nicht den ganzen Tag vor dem Fernseher! Geht raus und lebt euer Leben!"

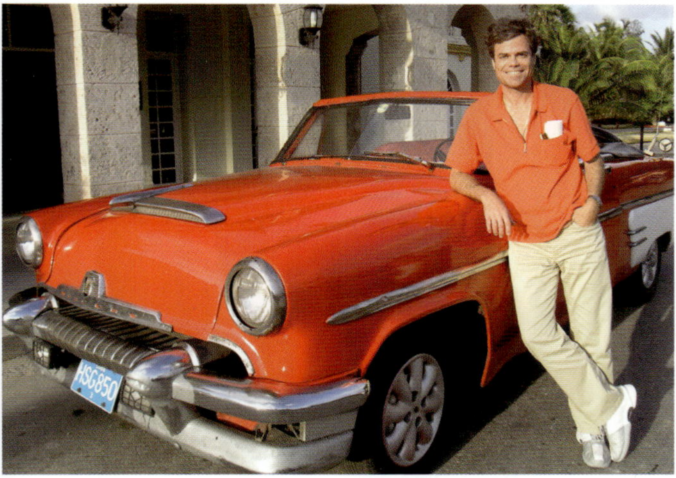

2004 auf Kuba – Havanna ist berühmt für seine amerikanischen Straßenkreuzer aus den Fünfzigern.

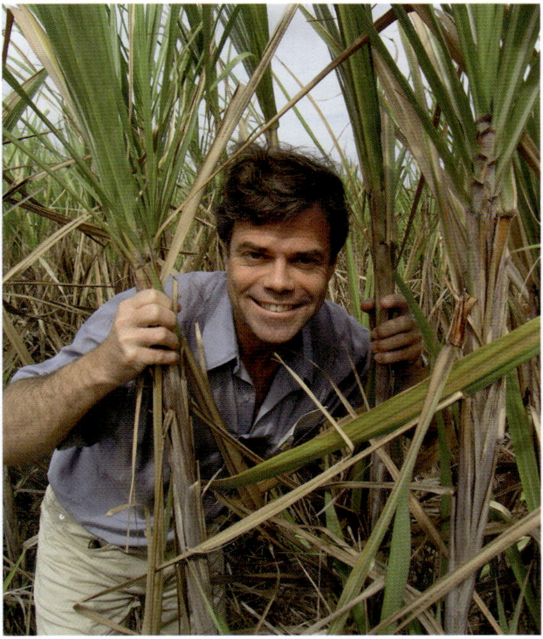

Tommy auf der Zuckerinsel – mitten im Zuckerrohr.

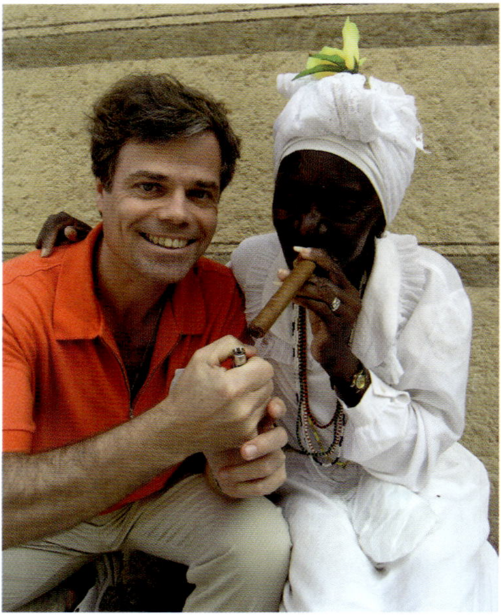

Tommy, immer hilfsbereit – auch wenn er selbst nicht raucht!

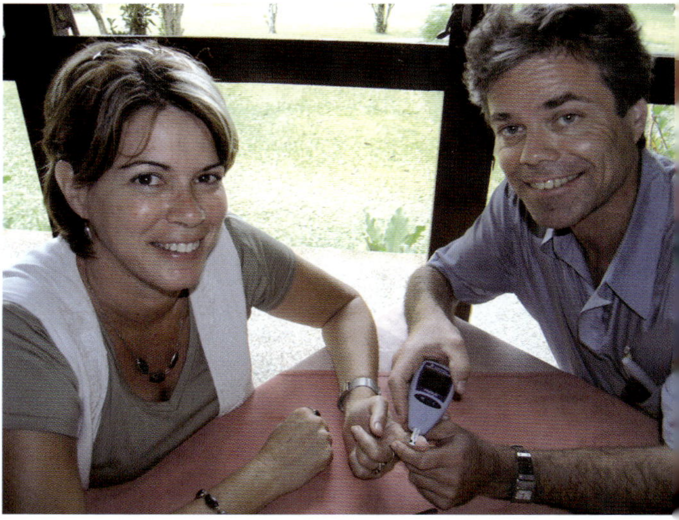

Aufklärung tut Not – Tommy bei einem Blutzuckertest bei seiner Reiseleiterin auf Kuba.

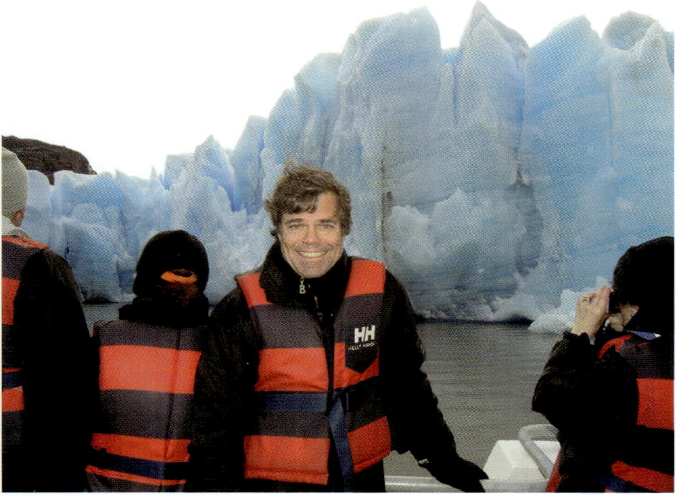

Tommy vor dem berühmten Moreno Gletscher in Patagonien.

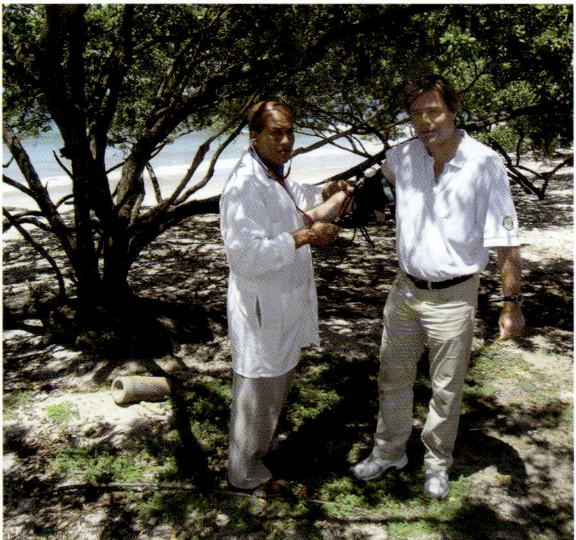

Egal, ob am Gletscher in Patagonien oder an einem südlichen Strand in Costa Rica – Blutdruckmessung ist immer wichtig (2004).

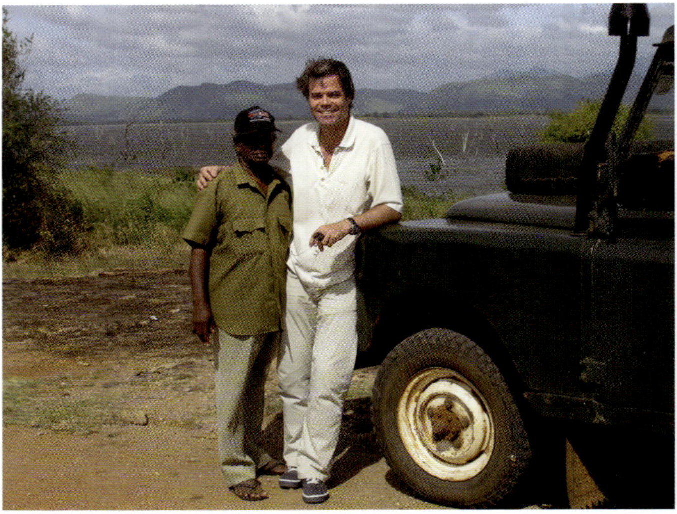

Tommy auf Sri Lanka – mit einem Fährtenleser im Nationalpark von Uda Walawe (2005).

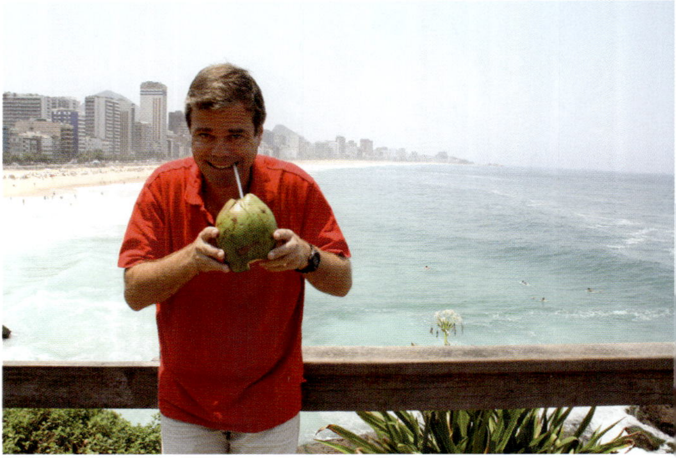

Vor der Kulisse von Rio de Janeiro im Ipanema Restaurant, das für seine brasilianischen Spezialitäten berühmt ist (2005).

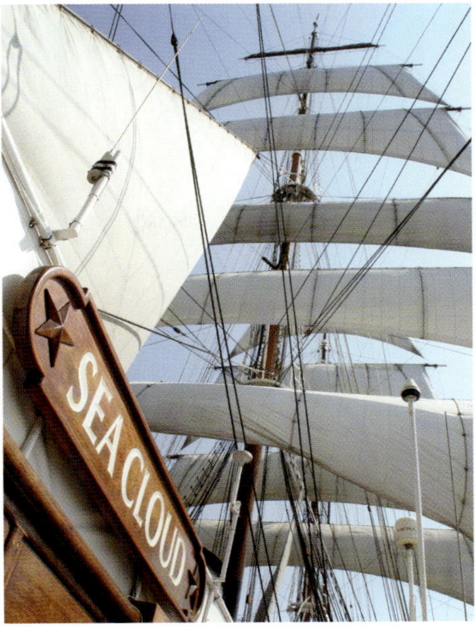

Unter vollen Segeln: Der Dreimaster Sea Cloud unterwegs in der Ägäis.

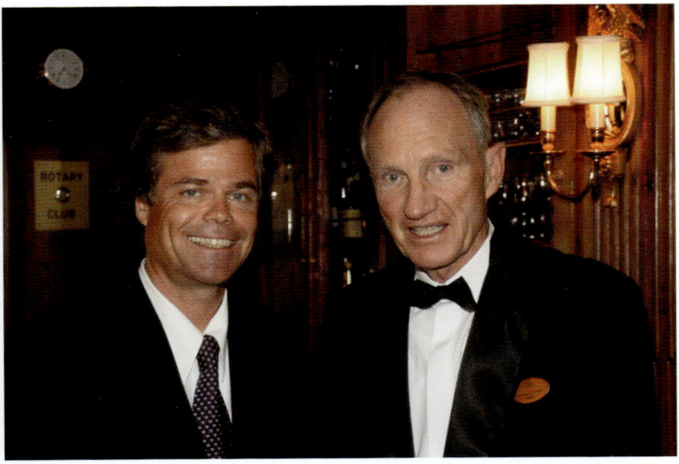

Tommy Fuchsberger mit dem Kapitän Lickfett, dem letzten aktiven Seemann, der noch als Schiffsjunge auf der „Passat" angeheuert hat.

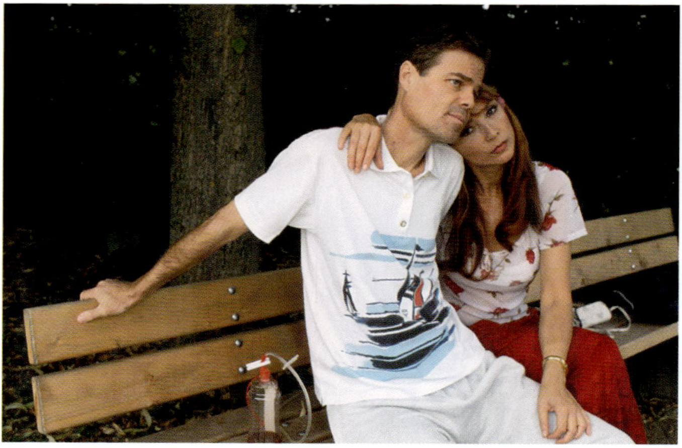

*Tommy mit seiner Freundin Cornelia Corba.
Er ist immer noch schwer gezeichnet
von seiner Krankheit (2003).*

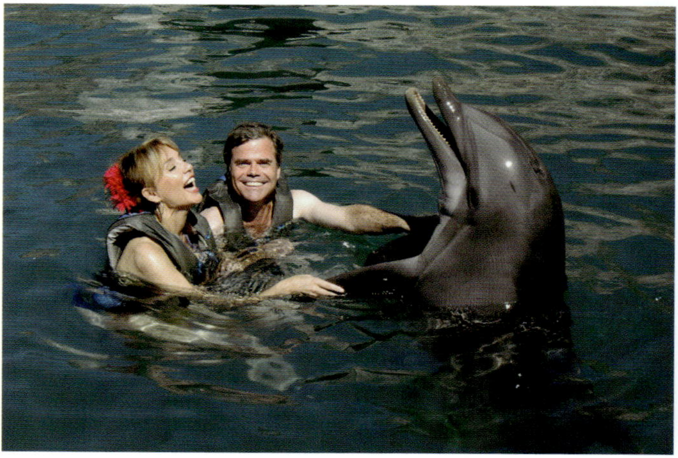

*Doch bald überwiegt wieder der überschäumende
Lebensmut (auf Bermuda).*

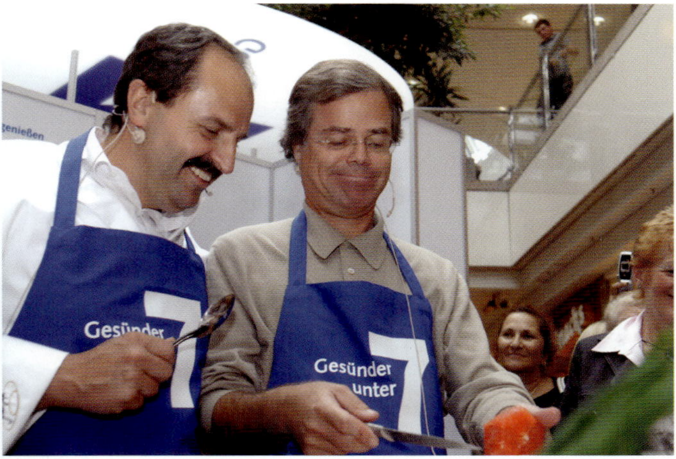

Bei der Sanofis-Aventis-Aktion „Gesünder unter 7" – mit Starkoch Johann Lafer (2007).

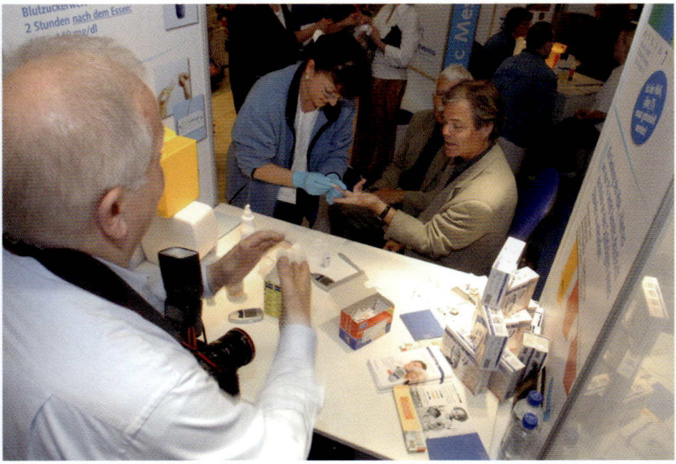

Immer aktiv im Kampf gegen den Diabetes – bei einer Sanofis-Aventis-Aktion im Jahr 2006.

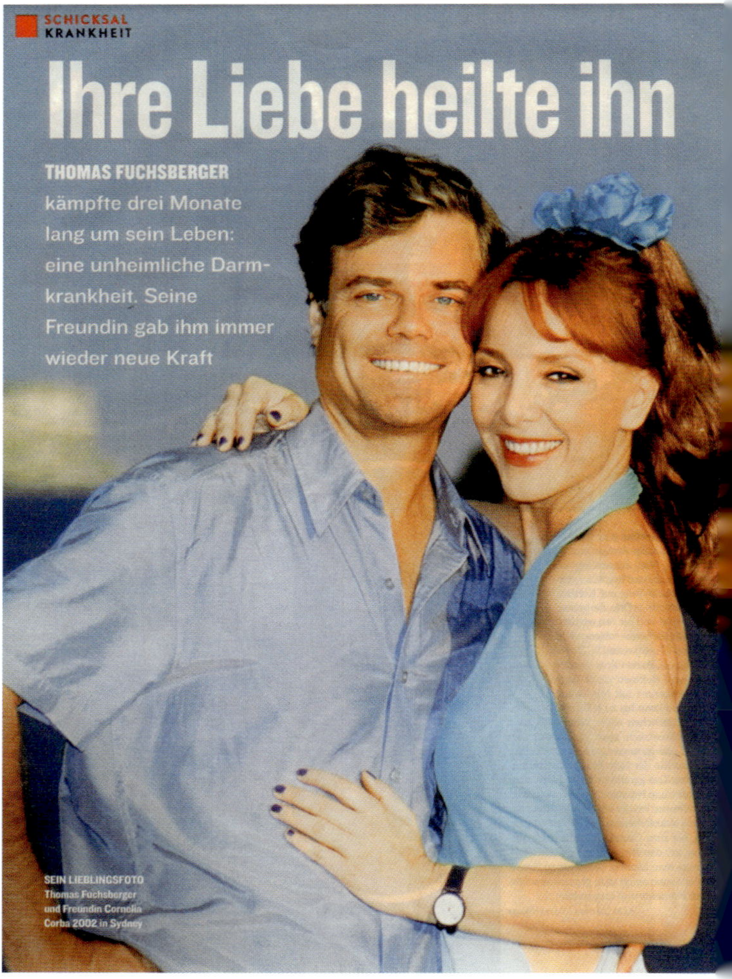
SCHICKSAL
KRANKHEIT

Ihre Liebe heilte ihn

THOMAS FUCHSBERGER kämpfte drei Monate lang um sein Leben: eine unheimliche Darmkrankheit. Seine Freundin gab ihm immer wieder neue Kraft

SEIN LIEBLINGSFOTO Thomas Fuchsberger und Freundin Cornelia Corba 2002 in Sydney

INFO: SO SENKEN SIE IHR DIABETES-RISIKO!

Gesünder essen und trinken!

- **Mehr Obst und Gemüse.** Jede Mahlzeit sollte mit Obst, Gemüse oder Salat beginnen. Im Idealfall stillen Sie damit sogar Ihren Hunger ganz.
- **Fettarme Lebensmittel.** Greifen Sie bei Milch- und Käseprodukten zu den fettarmen Varianten. Essen Sie magere Wurst und mageres Fleisch – aber auch das nur in Maßen. Mindestens einmal wöchentlich sollte Fisch auf den Tisch.
- **Fettarm kochen.** Pfannen mit Antihaftbeschichtung verwenden, mit denen man beim Braten auf viel Fett verzichten kann. Grundsätzlich sollten Rapsöl (zum Braten) und Olivenöl (für Salate) die festen Fette in der Küche ersetzen.
- **Gesunde Imbisse.** Fastfood und Fertigsnacks sind Kalorienbomben. Verzichten Sie darauf. Die Natur bietet leckere Zwischenmahlzeiten wie Trauben, Karotten oder Äpfel.
- **Gesunde Getränke.** Meiden Sie zuckerhaltige Getränke. Löschen Sie Ihren Durst stattdessen mit Mineralwasser, Obstsäften und Kräutertees.

Mehr Bewegung in den Alltag!

- **Zeit nehmen.** Bewegen Sie sich täglich 30 bis 60 Minuten. Wählen Sie Aktivitäten aus, die Sie in Ihrem Alltag gut unterbringen.
- **Arbeitsweg zum Training nutzen.** Zum Beispiel die Wartezeit an der Bushaltestelle: Spannen Sie abwechselnd Gesäß- und Bauchmuskeln an. Dann wippen Sie auf den Zehenspitzen auf und ab. Vielleicht reicht die Zeit sogar, um bis zur nächsten Haltestelle zu gehen.
- **Vorfahrt für das Fahrrad.** Für Besorgungen in der Umgebung nehmen Sie das Rad. Stellen Sie es so ab, dass Sie es jederzeit benutzen können, und halten Sie es funktionsfähig.
- **Auf Gruppendynamik setzen.** Wenn Ihnen Sport in der Gruppe Spaß macht, nutzen Sie das aus. Feste Trainingstermine und nette Sportkameraden helfen, auch in motivationsschwachen Momenten dabeizubleiben.
- **Richtig belasten.** Wählen Sie Sportarten mit leichter bis mittlerer Belastungsintensität. Nordic Walking beispielsweise ist ideal. Wenn Sie leicht schwitzen und sich beim Sport gut unterhalten können, stimmt die Belastung.

Dauerhaft aktiv bleiben!

- **Realistische Ziele setzen.** Vorsätze, die nicht einzu halten sind, machen ein schlechtes Gewissen und de motivieren.
- **Aktionstage einführen.** Ein- bis dreimal pro Jahr sollten Sie klare Verhältnisse schaffen und radikal aufräumen. Das gilt für den Kühlschrank ebenso

wie für Keller und Wohnzimmer. Indem Sie so Ihre Gewohnheiten durchbrechen, tanken Sie Kraft und Energie für alle anderen Lebensbereiche.

- **Sich selbst überlisten.** Nur Maßnahmen, die einfach umzusetzen sind, können im Alltag bestehen. Beispiel Sportschuhe: Stehen sie griffbereit im Flur, werden sie sehr wahrscheinlich auch benutzt. Dasselbe gilt für den Inhalt des Kühlschranks: Gesunde Lebensmittel ganz nach vorn räumen, denn dorthin greift man zuerst![*]

Schon kleine Änderungen des Lebensstils fördern die Gesundheit!

Nutzen Sie Ihre Chancen!

---

[*] Quelle: Deutsche Diabetes-Stiftung (www.diabetes-stiftung.de)

Australien – mein anderes Leben

Filmmusik und Didgeridoos

EL: Tommy, du lebst ja mehrere Monate im Jahr in Australien. Wie kam es dazu, dass deine Eltern und du so oft in „Downunder“ sind? Blacky hat ja schon seit 1983 dort seinen zweiten Wohnsitz.

TF: Das kam so: Eine Freundin der Familie, die dorthin ausgewandert war, schickte uns ständig Postkarten, sodass wir so neugierig wurden, dass wir uns entschlossen, mal hinzufliegen. 1982 waren wir zum ersten Mal dort. Eigentlich wollten wir drei Wochen durch Australien reisen, aber wir kamen aus Sydney gar nicht raus, weil wir permanent eingeladen waren! Meine Eltern entschlossen sich ziemlich bald, dort ein Haus zu kaufen. Wir waren dann jedes Jahr dort. Sogar meine Hochzeitsreise fand in Australien statt.

EL: Und beruflich konntest du deine Erfahrungen auch nutzen!

TF: Ja, 1988 komponierte ich die erste Filmmusik, 1999 entstand in der Provinz Queensland ein Film in der „Terra Australis“-Reihe meines Vaters unter meiner Regie, 1990 in Tasmanien. Ich habe für sämtliche Folgen die Musik gemacht und hatte die Fotos für die Presse zu verantworten. Wir waren zu sechst, mein Vater war fürs Drehbuch zuständig, machte die Regie und gab den Presenter, meine Mutter übernahm Produktion, dann hatten wir noch einen Tonmeister, einen Kameramann und einen Assistenten. Wir waren immer ein super Team! Ich habe die Aufenthalte natürlich auch für weitere Reisen genutzt und bin nach Neuseeland, Tahiti, auf die Philippinen, nach Singapur und Malaysia geflogen. Neue Kulturen, neue Länder – das zu entdecken war für mich immer sehr spannend.

Die „Terra Australis"-Reihe meines Vaters lief bis 2004, es waren jeweils 45-Minüter, die eine Einschaltquote von bis zu drei Millionen Zuschauern hatten. Nach dem Ende seiner Fernsehshow „Auf los geht's los", die von 1977 bis 1986 insgesamt 60 Mal lief, wollte mein Vater einen Film über die 200-Jahr-Feier in Sydney machen.

Ich bin 1998 in 47 Tagen rund um Australien gereist, jeden Tag drei-, vier-, fünfhundert Kilometer gefahren und habe fotografiert. Auf insgesamt 16 500 Kilometern rundherum haben wir Filme gedreht und interessante Leute getroffen.

EL: Und in deinem „Didgeridoo-Project" konntest du auch deine musikalischen Vorstellungen verfolgen, die sich in den Reisen nach Australien entwickelt hatten.

TF: Lustigerweise geriet ich ausgerechnet in München an den Australier, mit dem ich meine Ideen verwirklichen konnte. Es war 1997 im Kempinski Airport Hotel: Dort sah ich einen Mann, der plötzlich ein Didgeridoo auspackte, das traditionelle Instrument der australischen Ureinwohner, und es perfekt spielte. Ich selbst kann dieses Instrument leider nicht spielen, da ich die komplizierte Zirkulationsatmung, die man dazu braucht, nicht beherrsche, aber meine Australienbegeisterung hatte mich längst neugierig auf diese Art von Musik gemacht. Das war mein Mann! Ich sprach ihn an, ob er nicht ein Projekt mit mir machen möchte, und er kam gleich am nächsten Tag zu mir ins Studio. Sein Name ist Adrian Mears. Er stammte aus Sydney und war eigentlich Posaunist! Ich nahm ihn drei Tage lang auf. Er spielte, was er wollte und konnte, und dann schrieb ich Melodien, Grooves und Arrangements um ihn herum. Wir ergänzten uns prima, und irgendwann hatten wir zwölf Titel zusammen. Ich bot das an, aber keiner wollte es, bis die Olympiade 2000 in Sydney kam und ich es als Filmmusik verkaufen konnte.

Jack White, einer der erfolgreichsten deutschen Komponisten und Produzenten der Popmusik in den letzten 30 Jahren, der eine Menge Musikpreise abgeräumt hat, unter anderem den Bambi, hat mich hier leider hängen lassen. Er übernahm den Vertrieb meines „Didgeridoo-Projects“ auf seinem Label „Jack White Records“, nahm mir die Verlagsrechte, zahlte keine Mark für die Produktion und tat dann leider gar nichts, um das Album zu verkaufen. Ich schätze es sehr, dass er mir in Los Angeles Anfang der 80er alle Türen geöffnet hat, aber leider hat er nie einen Song von mir aufgenommen. Jack White klemmte sich einfach nicht hinter den Vertrieb. 2000 kam die Platte heraus und verkaufte sich nach der Olympiade aber gar nicht.

Olympia-Kommentator in Sydney

EL: In Sydney ergab sich dann aber etwas anderes.

TF: Ja, ich war als Australienexperte Co-Kommentator fürs Schweizer Fernsehen, und wir machten acht Mal drei Minuten „Blacky's Sydney“. Darin ging es um alles, was nicht mit Sport zu tun hatte, wir wollten ein bisschen australisches Flair rüberbringen. Wir filmten auf einer Hafenrundfahrt, das Opera House – was es eben zu sehen gab, um ein wenig Lokalkolorit zu vermitteln: Was steckt eigentlich hinter dieser Stadt? Was gibt es noch außer Sport?

Mit den ARD-Ausweisen kamen wir auch ins olympische Dorf zu den Sportlern und in die Fernsehstudios. Ich war mittendrin. Es hat tierisch Spaß gemacht, und dort sah ich zum ersten Mal auf einem Tennisplatz Roger Federer. Den kannte damals kein Mensch, und es hat sich auch niemand für ihn interessiert! Ein lustiger Gedanke, wenn man bedenkt, dass er inzwischen an der Weltspitze angelangt ist und Björn Borgs Wimbledon-Rekord eingeholt hat. Die Olympiade 2000 in Sydney war für mich das Tollste überhaupt.

EL: Was deine Fernseherfolge betrifft, blieben sie aber nicht auf Australien begrenzt.

TF: Richtig! Ich habe 2002 eine Sendung bei RTL moderiert: „X-Factor: Wahre Lügen". Da ging es um witzige Geschichten, von denen man nicht weiß, ob sie wahr sind oder nicht. Die Zuschauer können dann entscheiden. Für Eckhart Schmidt, dessen Film „Der Fan" mit Desirée Nosbusch wohl sein bekanntester ist, machte ich etwa 20 Musiken. Schmidt war früher die rechte Hand meines Vaters. Er hat etliche Dokumentationen für 3sat und dritte Programme gemacht, die immer noch laufen. Dann kam für den WDR die Harald-Schmidt-Sendung „Pssst" dazu, die erst auf allen dritten Programmen lief und dann in der ARD, und zwar alle 70 Folgen! Das war, was die Tantiemen betraf, natürlich gigantisch und ein Traum für jeden Musiker, denn man erhält für jede Ausstrahlung Geld.

EL: Ist es nicht ein extrem schwieriges Business in der Musik? Es ist ja nicht kalkulierbar. Man muss immer warten, wird es was oder nicht?

TF: Mit gut gemachter Popmusik hat man es hierzulande ziemlich schwer, vor allem, wenn man „amerikanische" Musik macht, aber deutsche Texte dazu schreibt. Deutscher Pop läuft zurzeit sehr gut. Aber mit Plattenverkäufen kann man heute bei Weitem nicht mehr so viel Geld machen wie früher, selbst wenn man einen Megahit landet. Ich bleibe mir eben treu und hätte ein Problem damit, wenn ich mich verleugnen müsste und Dinge tun, die ich nicht machen möchte.

Wichtig ist nur, was die Motivation betrifft, dass du selber lernst, zu akzeptieren, dass der Erfolg sich nicht so einstellt, wie du ihn gern hättest. Ich bin davon überzeugt, dass ich zehn Hits in der Schublade habe, aber die Zeit dafür noch nicht gekommen ist. Es ist nur eine Frage der Zeit, bis jemand diese Songs in einen Film einsetzt. Vielleicht kommt sogar Barbra Streisand und sagt: „Das ist der Song, auf den ich schon immer gewartet habe!" – Wer weiß? Das ist eben das Roulette, nicht kalkulierbar. In Hollywood geht es nicht anders: Ein Studio macht zwanzig Filme, und einer wird plötzlich der Blockbuster. Das kann keiner voraussagen. Jedes Ding hat seine Zeit.

Als Diabetiker dem Genuss auf der Spur

EL: Tommy, 1999 hast du dein erstes Buch veröffentlicht: die „Feine Küche für Diabetiker". Wie kam es dazu, dass du ausgerechnet ein Kochbuch geschrieben hast?

TF: Auf der Buchmesse in Frankfurt 1998 fragte mich Rolf Heyne, eine der letzten großen Verlegergestalten der Bundesrepublik – leider ist er 2000 gestorben –, ob wir nicht ein Manuskript für ihn hätten. Eine Idee hatte ich bereits, aber ein Kochbuch hätte beim Heyne Verlag damals nicht gut ins Programm gepasst. Also verwies er uns fairerweise an Friedrich Karl Sandmann vom Zabert & Sandmann Verlag, wo schon Bioleks Kochbuch erschienen war.

EL: Was hat diese Idee bei dir ins Rollen gebracht?

TF: Mir wurde als Diabetiker früher immer nur ein Früchteteller als Dessert hingestellt, und das ärgerte mich immer mehr. Ich sagte mir, das kann ich selbst besser machen, und sprach mit den Köchen: „Überlegt euch mal was! Es gibt ein Kochbuch für Astronauten, aber denkt mal drüber nach, wie viele Diabetiker es in Deutschland gibt? Doch einige mehr als Astronauten!" Also: Es geht doch. Da hat sich viel geändert.

EL: Und wie kam das Buch dann zustande?

TF: Ich saß mit Michael van Almsick bei Peter Pongratz, dem „Wies'nwirt vom Nockherberg", und mit seiner Frau Arabella zusammen. Wir feierten die Taufe ihres ersten Kindes. Bei Michael, der im weitesten Sinne im Künstlermanagement tätig ist – zurzeit betreut er zum Beispiel Anna Netrebko und Lionel Ritchie – war gerade frisch Typ-2-Diabetes diagnostiziert worden. Da lag es nahe, dass wir uns darüber unterhielten, wie toll man als Diabetiker kochen kann und welche Rezepte es gibt. Und meine Mutter sagte: „Schreibt doch ein Kochbuch!" Unsere erste Idee war, uns von einem Dutzend Sterneköche bekochen zu lassen. Aber das hat sich schnell zerschlagen – trotzdem: eine herrliche Vorstellung! Wir entschieden uns schließlich für Bobby Bräuer, den ich über Eckart Witzigmann kennengelernt hatte. Er kochte im „Königshof" und kriegte seinen ersten Stern genau zu dem Zeitpunkt, als 1999 unser Buch „Feine Küche für Diabetiker" herauskam. Das war für unser Marketing natürlich das perfekte Timing!

EL: Bestand da nicht die Gefahr, dass dein Buch zu einer Art „Krankenhauskochbuch" abgestempelt würde, wenn da „Diabetes" draufstand?

TF: Das konnten wir erfolgreich vermeiden! Unser Buch beweist, dass Diabetiker sein nicht bedeutet, auf Genuss verzichten zu müssen. Wir wollten den Geschmack unterstreichen. Es sollte auch jedem Nichtdiabetiker beim Anblick der Rezeptfotos das Wasser im Mund zusammenlaufen. Es erschien 1999 im Zabert & Sandmann Verlag und verkaufte sich in drei Auflagen über 25 000 mal.

EL: Tommy, jetzt mal ganz ehrlich: Kochst du selbst auch manchmal damit?

TF: Bobby Bräuer versammelt in diesem Buch seine feinsten Rezepte, die alle leicht zum Nachkochen sind. Selbst *ich* kann das, und für mich wollte ich es ja ursprünglich auch haben! Es ist das erste Genießer-Diabetiker-Kochbuch in Deutschland. Die Nachfrage hielt – und hält – weiterhin an, und das führte dazu, dass im Frühjahr 2006 eine überarbeitete vierte Auflage mit dem Titel „Feinschmeckerküche für Diabetiker" erschien und mittlerweile auch schon wieder in der zweiten Auflage ist. Außerdem war eine Neuauflage nötig geworden, weil sich im Bereich der Diabetesforschung viel getan hatte. Es war also höchste Zeit, eine überarbeitete und aktualisierte Ausgabe unseres Buches herauszugeben, mit neuen Rezepten und neuen Erkenntnissen.

Kochen genügt mir nicht

EL: Du hattest sozusagen Blut geleckt, was deine Rolle als Botschafter gegen den Diabetes betrifft!

TF: Ja, in diese Rolle rutschte ich dann so nach und nach hinein. Mit meinem Kochbuch kam ich in die „NDR-Talkshow" und gelangte dann in die wirklich „aktive Phase", was meine Diabetes-Aufklärungsarbeit betrifft. Es folgten Präsentationen bei „Fliege" in der ARD, „Mein Morgen" bei RTL, „SAM" bei Pro 7 und der „Johannes B. Kerner-Show" im ZDF. Und bei „Alfredissimo" verlieh mir Alfred Biolek sogar zwei Sterne für das Rezept „Knurrhahn auf Lauchgemüse"! Auch das Echo in der Presse fiel durchweg positiv aus.

EL: Du bist dann sozusagen wieder auf Tournee gegangen, wenn auch nicht als Musiker!

TF: Ja, durch das Kochbuch ergaben sich diverse Einladungen, Vorträge auf Diabetikertagen und Messen zu halten, bei denen ich von meinen weltweiten Reisen berichte und wie ich auf diesen Reisen mit dem Zucker zurechtkomme. 2003 hat sich eine Zusammenarbeit mit der Firma Ypsomed ergeben, für die ich als Reisejournalist für das Diabetes-Journal „feel-free" von meinen Reisen erzähle und auf Events mit Diätassistentinnen und Profiköchen zusammen ein Menü koche und serviere.

Im Rahmen meiner Aufklärungskampagnen trat ich unter anderem auf dem deutschen Diabetikertag in Kassel und Frankfurt auf. Ärzte referieren dort vom medizinischen Standpunkt, dann gibt es aber auch praxisnahe Lebensgeschichten, die manchmal ganz schön emotional werden können. Es laufen Veranstaltungen fürs Publikum, in Vorträgen und an Infotischen kann man sich über die neuesten Geräte und medizinischen Entwicklungen informieren. Ich erzähle oft von meinen Reisen und welche Probleme mir dort begegnen und wie ich sie bewältige. Wir machen Touren durch mehrere Städte, wo an unseren Informationsständen in Kaufhäusern und Einkaufszentren Gelegenheit besteht, sich kostenlos den Blutzuckerwert und den Bauchumfang messen zu lassen. Es läuft ähnlich ab wie eine Talkshow. Die Leute interessiert es und der Zuspruch ist groß. Dort erfahren immer wieder Leute quasi durch Zufall, dass ihr Blutzucker zu hoch ist.

Dazu kam die Kampagne „Gesünder unter 7" mit der Firma Sanofi Aventis, von der wir schon gesprochen haben. Es gab groß angelegte Aktionen in Apotheken, und bei diesen Promotions wurden Messgeräte und Teststreifen verschenkt, und es standen Ärzte und Helfer von Sanofi Aventis bereit, die den Passanten Aufklärung zum Thema Diabetes gaben.

EL: Und schließlich hast du dich sogar selbst als TV-Koch betätigt!

TF: Ja, bei „Das perfekte Promi-Dinner", eine Koch-Doku auf VOX, bin ich ebenfalls aufgetreten. Ziel ist es, beim Antritt gegen weitere Koch-Kandidaten, ein möglichst perfektes Dinner bei sich zu Hause auszurichten. Am Ende des Abends wird der Gastgeber von jedem der anderen Kandidaten mit 0 bis 10 Punkten bewertet. Die Punktezahl hängt nicht nur von den zubereiteten Speisen, sondern auch von den dazu gereichten Getränken, der Tischdekoration und den Gastgeberqualitäten ab. Für den Einkauf beliebiger Lebensmittel stellt der Sender jedem Kandidaten 300 Euro zur freien Verfügung, und die Bedingung ist, dass das Menü exakt drei Gänge umfassen muss und grundsätzlich nichts vorbereitet werden darf, sondern alles vor der Kamera zubereitet und präsentiert werden muss. Ganz schön schwierig!

Viele Pläne für die Zukunft

EL: Was sind deine Pläne für die nächsten Jahre?

TF: Seit dem Ende meiner Krankheit 2003, läuft es in meinem Leben richtig gut. Wenn ich sowohl den Zucker als auch die Musik verbinden kann, laufe ich am besten, denn ich mache alles beides gerne. Wenn ich meine Erfahrungen vernetzen kann, dann geht's mir gut. Ich habe immer alles im Blick, denn eine Sache allein wäre mir zu wenig. Wenn ich ein Konzert gebe, der Funke überspringt, ich Erfolg habe, oder wenn ich meinen Namen im Abspann sehe ... das ist schon ein tolles Gefühl, wenn's einfach gut läuft.

EL: Was planst du konkret?

TF: Mich faszinieren spektakuläre Orte dieser Erde. Im Moment plane ich eine Serie mit 30 Folgen, in der man eine viertägige Reise gewinnen kann und dann mit mir zu einem dieser Orte fährt. Etwa an den im März 2007 neu eröffneten „Grand Canyon Skywalk". Dort kann man jetzt auf einem hufeisenförmigen gläsernen Balkon, der 22 Meter weit über den Abgrund hinausragt, in den 1200 Meter tiefen Grand Canyon hinuntersehen. Derzeit sind wir noch auf der Suche nach Sponsoren. Dieses Projekt käme meiner Reiselust und meiner Kommunikationsfreude sehr entgegen.

Daneben werde ich natürlich meine Diabetes-Arbeit weiterführen. Darin habe ich eine wichtige und sinnvolle Aufgabe gefunden. Es befriedigt mich sehr, den Leuten bei ihren Sorgen mit dem Diabetes zu helfen. Ich will *alle* Betroffenen ansprechen: die Eltern der Kinder, die schon in jungen Jahren an Typ-1-Diabetes erkrankt sind, Singles, bei denen gerade Typ 2 diagnostiziert wurde, und all diejenigen, die von ihrer Gefährdung noch nichts wissen. Der Kern meiner Botschaft ist: Sie sind nicht krank, sondern bedingt gesund!

EL: Du bist trotz deines Diabetes ein sehr positiver Mensch!

TF: Ich finde in jeder negativen Erfahrung auch etwas Positives. Ich genieße mein Leben und achte darauf, mich mit Menschen zu umgeben, die mich fordern und mir positive Energie entgegenbringen.

EL: Tommy, am 5. August 2007 bis du 50 Jahre alt geworden. Wenn du dein Leben jetzt in einen Satz zusammenfassen müsstest, wie würdest du das formulieren?

TF: Der Titel der Autobiografie meines Vaters träfe es schon ganz gut: „Denn erstens kommt es anders ...". Und dann natürlich, was ich schon erwähnt habe: „Carpe diem" – jeden Tag genießen, und zwar wirklich jeden einzelnen, denn man hat nur ein Leben!

Tommy Fuchsbergers 10 Gebote für Diabetiker – 10x Motivation!

1. Gebot:
Sie sind nicht krank, sondern bedingt gesund!

2. Gebot:
Sie können alles, was ein Nichtdiabetiker auch kann! Jammern gilt nicht – übernehmen Sie Verantwortung!

3. Gebot:
Machen Sie kein Geheimnis aus Ihrem Diabetes! Für Zucker braucht sich niemand zu schämen.

4. Gebot:
Informieren Sie stets Ihr Umfeld, dass Sie Diabetiker sind, damit im Notfall richtig und schnell gehandelt werden kann!

5. Gebot:
Disziplin ist das A und O: Messen Sie häufig und regelmäßig Ihren Blutzuckerwert!

6. Gebot:
Ernähren Sie sich richtig mit viel Obst, Gemüse und Vollkornprodukten. Lassen Sie die Schokolade gleich im Supermarktregal liegen!

7. Gebot:
Kommen Sie in Bewegung! Radfahren oder Nordic Walking sind nicht anstrengend, aber für den ganzen Körper gesund.

8. Gebot:
Lassen Sie das Rauchen sein und trinken Sie weniger Alkohol!

9. Gebot:
Seien Sie spontan! Haben Sie keine Angst vor Reisen oder ungewohnten Situationen!

10. Gebot:
Denken Sie positiv. Ihre gute Einstellung zählt – in jeder Hinsicht!

„Ich bin auf meinen Sohn wirklich stolz"

Ein Gespräch mit Joachim und Gundel Fuchsberger und Tommys Lebensgefährtin Cornelia Corba

Erich Lejeune: Blacky, vor 30 Jahren warst du derjenige, der als Erster gemerkt hat, dass mit Tommy etwas nicht stimmte. Du warst damals sozusagen der Arzt, der den Diabetes diagnostiziert hat.

Joachim Fuchsberger: Ich war der besorgte Vater. Eines Abends saßen wir beim Fernsehen, und ich dachte mir, irgendetwas stimmt nicht. Tommy trank literweise Wasser und Apfelsaft, und ich fragte: „Was ist denn los?" Er antwortete: „Ich weiß nicht, ich bin auch immer so müde", und ich erinnerte mich, dass wir oben in der Apotheke einen Harnteststreifen hatten. Und der hat meinen Verdacht bestätigt. Wir haben sofort, es war abends um 10 oder 11 Uhr, unseren Hausarzt angerufen. Dr. Holzgartner hätte Tommy am liebsten gleich ins Krankenhaus gebracht. Am nächsten Tag ging es dann sofort ins Schwabinger Krankenhaus zu *der* Diabetes-Koryphäe: zu dem bereits damals berühmten Professor Mehnert, der über die Jahre ein guter Freund von Tommy wurde. Und wir erfuhren, dass Tommy kurz vor dem Koma gewesen war.

EL: Was war das für ein Moment für dich, als du als Vater erlebt hast, dass dein Sohn diese Krankheit hat?

JF: Für uns war das natürlich ein furchtbarer Schock. Ich hatte sofort den Drang, alles Menschenmögliche für ihn in Bewegung zu setzen. Für Gundel dagegen war es eine lähmende Situation.

Gundel Fuchsberger: Professor Mehnert war zunächst nicht da, als Tommy eingeliefert wurde. Der Oberarzt kam zu mir und sagte: „Von der Nadel kommt er nicht mehr weg!" – was sachlich zwar gerechtfertigt war, mich in dem Moment aber doch ein wenig hart ankam. Ich bin in Tränen ausgebrochen und weinte den ganzen Weg im Auto zurück nach Hause, weil ich es nicht ertragen konnte. Ich machte mir Vorwürfe, wusste nicht, was ich tun sollte und fragte mich, was wir falsch gemacht hätten und wieso Tommy das jetzt mit nur 20 Jahren auf einmal hat?

Damals konnte man ja kaum mehr etwas kochen, denn es gab nur das Langzeitinsulin, sodass man erst spritzen und dann essen musste. Ich ließ mir alle Bücher kommen, die es zum Thema gab. Aber in dieser Zeit war wenig Brauchbares dabei. Deswegen habe ich selber versucht, für ihn zu kochen. Weder Fett noch Zucker sollte enthalten sein, und Blacky hatte gerade eine Hepatitis überstanden – es war also sehr schwer. Letztendlich habe ich Kuchen gebacken, mit viel Obst. Außerdem habe ich Fantasiesaucen erfunden, die ich zu fettfreiem Fleisch zubereitete. Und für den Unterzucker gab es damals, 1967, nicht wie heute überall Diätcola, es gab keinen zuckerfreien Apfelsaft, es gab gar nichts. Mach da mal was draus! Als wir einmal aus den USA zurückkamen, haben wir Tommy zwei Packungen Diet Coke mitgebracht, um ihm eine Freude zu machen.

Auf der Suche nach Gründen

EL: Gundel und Blacky, was habt ihr als Eltern denn in dem Moment miteinander besprochen?

JF: „Warum ausgerechnet wir?", sagte Gundel, und ich: „So ist es nun mal und wir müssen lernen, damit umzugehen." Ich bin da immer sehr robust. Für eine Mutter ist das etwas Furchtbares, besonders für Gundel, denn sie fühlt sich immer für alles verantwortlich.

EL: Habt ihr euch auf die Suche nach einem Schuldigen gemacht? Zuerst ist man ja so hilflos, dass man sich gern einen Sündenbock sucht.

JF: Wir haben natürlich erst einmal in der Verwandtschaft recherchiert. Ich habe zwei Neffen, die Zucker haben, aber sonst gibt es niemanden. Aber es heißt ja manchmal, dass der Diabetes eine Generation überspringt. Es hat keinen Sinn, irgendjemanden verantwortlich zu machen. Das wäre dumm. Wir fragten uns lieber: „Was können wir jetzt tun?" Und Gundel begann zu kochen.

EL: War Tommy mit den Ergebnissen zufrieden? Oder litt er an der Kostumstellung?

JF: Tommy war eigentlich schon immer eine Art Gourmet. Schon als kleines Kind hat er nie etwas in den Mund gesteckt, ohne vorher daran zu riechen. Das hat er von seiner Mutter. Als Kind schon hat er immer gefragt: „Geh'n wir ins Restorooh?" Er war immer wahnsinnig gern „im Restorooh"!

Cornelia Corba: Und da ist er heute noch gern!

JF: Und er wollte sich nie helfen lassen! Wenn wir ihm das Schnitzel vorschneiden wollten, sagte er schon mit zwei oder drei Jahren immer: „'leine, 'leine!" Er wollte eben alles alleine machen. Durch seine Liebe zu Restaurants lernte er viele Spitzenköche kennen. Und später stellte er fest, dass die allesamt keine Ahnung von

Diabetesküche hatten. Er regte oft an, einen Nachtisch zu kreieren und sagte: „Wenn du mir wieder mit einem Früchteteller kommst, werf' ich ihn dir an den Kopf!" Er hat viele Köche düpiert, indem er sagte: „Frag meine Mutter! Die weiß, wie das geht!" Nur Alfons Schuhbeck und Bobby Bräuer haben ihm diabetikerfreundliche Desserts gezaubert.

EL: Wie seht ihr Tommy heute?

Ein weitsichtiger Diabetes-Botschafter

JF: Tommy hat den Spruch geprägt „Ich nehme nicht mehr teil am Selbstmord mit Messer und Gabel." Das halte ich für die zentrale Aussage. Er ist nicht nur ein Musiker, der seiner Zeit immer voraus war, sondern inzwischen auch ein weitsichtiger Botschafter im Kampf gegen eine Volkskrankheit. Seine Motivation liegt in dem Gedanken, dass sich alle, die es getroffen hat, auch zu ihrer Krankheit bekennen sollten. Ich und übrigens auch alle Ärzte, denen an Aufklärungsarbeit liegt, rechnen es ihm sehr hoch an, dass er sagt: „Ja, ich bin zuckerkrank, und so schrecklich ist das doch gar nicht."

EL: Was wäre aus Tommy geworden, wenn er nicht Diabetes bekommen hätte?

JF: Lieber Erich, das ist eine Frage, die ist sehr spekulativ! Er würde das gleiche Leben führen, er wäre Musiker und Komponist, nur eben, ohne sich spritzen zu müssen.

GF: Ich glaube auch, es war für ihn von Anfang an nicht so schlimm wie für uns. Ich war viel schockierter als er.

EL: Kann man sagen, dass der Diabetes einen Schatten über die Familie geworfen hat? Schließlich begleitet euch immer die Sorge, wenn Tommy zum Beispiel im Auto unterwegs ist, kann er in den Unterzucker rutschen ...

JF: Das ist möglich, aber er passt ja immer gut auf und misst vor dem Fahren! Und es ist ja nicht so, dass sich ein Diabetiker den ganzen Tag am Rande des Unterzuckers bewegt. Das lässt sich ja einstellen. Aber um deine Frage zu beantworten: Ja, es ist eine ständige Sorge, auch wenn sie oft irrational sein mag, eine Sorge um sein Wohlbefinden. Aber man kann sich natürlich nicht den ganzen Tag die Haare raufen. Tommy selbst nimmt ja den Diabetes zum Glück nicht so schwer, wie man erwarten könnte.

CC: Es ist natürlich eine ein wenig widersprüchliche Situation. Wenn Tommy auf einer Vortragsreise ist, bekommt er manchmal böse Widerrede oder später Briefe von Leuten, die ihm vorwerfen, er verkaufe den Umgang mit seiner Krankheit als zu leicht. Aber er will sich nicht wie ein Kranker fühlen.

EL: Tommy kennt die Gefahren von Diabetes genau. Weder verharmlost er sie, noch übertreibt er es. Und er nutzt sie auch nicht für seine eigenen Zwecke.

Ständige Sorge

JF: Stimmt, denn es gibt wirklich eine Menge Leute, die mit ihrer Krankheit kokettieren. Das tut Tommy nun absolut nicht. Es gibt viele Menschen, die sind von ihrer Psyche her so ausgerichtet, dass die Krankheit das Einzige ist, was sie aus der Masse heraushebt und was sie vorweisen können: „Oh, wie interessant bin ich, ich habe Diabetes." Tommy nimmt es völlig gelassen; inwieweit es eine Art Verdrängungsmechanismus ist, kann ich nicht beurteilen. Natürlich wird er nachdenklicher, wenn er mal wieder umkippt, aber auf der anderen Seite: Disziplinierter als er kann man nicht sein.

Natürlich belasten uns die Gefahren eines Unterzuckerkomas ungeheuer. Wir brauchen ihn nur anzusehen und wir wissen, was los ist, etwa wenn das erste Stadium des Unterzuckers beginnt. Gundel sieht es als Erste: Seine Nase wird ein wenig weiß, sein Sprechtempo verdoppelt sich, eine gewisse Grundaggressivität macht sich bemerkbar. Dann wissen wir: Aufgepasst!

GF: Der Unterzucker ist wirklich ein Albtraum! Bei einer großen Geschichte für Unicef, die Blacky gemacht hat und die im Lokal von Alfons Schuhbeck stattfand, spritzte Tommy zu früh: Wir dachten, es gäbe gleich zu essen, und auf einmal kommt eine Rede und noch eine Rede und noch eine, und Blacky und ich merken beide schon: „Oh, gleich kippt die Situation, wenn es nichts zu essen gibt." Dabei hätte schon ein Stückl Brot gereicht!

JF: Ich bin dann mit ihm raus, aber zu dem Zeitpunkt war in dem Lokal schon der Teufel los. Die einen denken, Tommy ist Epileptiker, die anderen denken, er ist sturzbetrunken. Die Erscheinungsform dieser Anfälle ist ja sehr vielfältig. Ich und ein Prügel von Mann konnten ihn nicht halten. Dann wollte er nach draußen und wäre auf der Straße beinahe in ein Auto gerannt. Zum Glück konnten wir ihm wenigstens eine Cola einflößen, aber auch das hätte schiefgehen können!

EL: Warum? Der Zucker würde ihm doch das Leben retten!

GF: Das stimmt, aber in einem solchen Zustand kann der Schluckreflex ausgeschaltet sein, und dann kann es passieren, dass man erstickt.

EL: Blacky, wie sieht denn unter solchen Umständen überhaupt ein normaler Tagesablauf aus? Man sieht es Tommy ja nicht an, dass er sich ständig mit dem Diabetes auseinandersetzen muss. Er ist pfiffig, hat Humor, ist schlank, einfach ein super Typ! Aber wenn er spritzt, muss er ja für einen Moment aus der normalen Welt heraustreten, das heißt, seine ganze Konzentration auf die Krankheit richten, und ist quasi für einen Augenblick sein eigener Patient. Wenn das alles gut läuft, prima, aber es gibt ja Situationen, wo der Diabetes ziemlich ungelegen kommt und Tommy ihn vielleicht lieber verstecken würde.

JF: Professor Mehnert hat ihm vor 30 Jahren erklärt, als Musiker habe er den faschen Beruf für Diabetes, was der damaligen Lehrmeinung entsprach. Das sehe ich, wie übrigens auch Professor Mehnert heute, anders: Tommy stimmt seinen Tagesablauf sehr gut auf den Zucker ab und bewältigt auch die Unregelmäßigkeiten, die durch enge Zeitpläne, spontane Terminänderungen, Flugreisen oder erhöhten Stress entstehen. Schließlich gibt es eine Menge Leistungssportler, sogar Hochleistungssportler, die bestens damit klarkommen. Wenn man gut eingestellt ist – warum nicht?

Mit dem Erfolgsdruck klarkommen

EL: Blacky, könnte es nicht sein, dass Tommy auch in einer gewissen Weise unter Druck steht, weil er deinen Namen trägt und auch Fuchsberger heißt? Und du bist ja ein Stehaufmännchen, beim „Priestermacher" etwa standest du nach einem Verdacht auf Herzinfarkt gleich am nächsten Tag wieder auf der Bühne! Das setzt Tommy natürlich in Zugzwang, denn als Vater bist du ja auch sein Vorbild. Er lebt vielleicht auch mit der Maßgabe, deswegen könne er sich gar keine Schwäche leisten.

JF: Das spielte früher sicherlich eine Rolle. Es war vor einigen Jahren in Sydney – da kam seine Verzweiflung darüber, dass er mein Sohn ist, deutlich zum Vorschein. Wir stritten furchtbar miteinander. Jeder hadert einmal mit seinem Schicksal, mal mehr, mal weniger, das ist vollkommen normal. Und natürlich steht Tommy unter einem gewissen Erfolgsdruck! Niemand nahm ihn musikalisch für voll, wenn bekannt wurde, dass er hinter der Nummer stand, auch wenn sie Erfolg hatte. Vollkommen unrealistisch! Wieso wird ein Mensch nach dem Namen seines Vaters beurteilt anstatt nach seinen Fähigkeiten? Eine Wendung nahm das vor vier Jahren nach seiner schweren Krankheit. Das Vater-Sohn-Verhältnis war damals beendet und plötzlich in eine tiefe Freundschaft zwischen uns beiden übergegangen. Dieser permanente Druck war nicht mehr zu spüren. Tommy kann heute damit umgehen und sagt, dass es ihn nicht mehr belastet.

CC: Es gibt natürlich auch Vorteile, wenn man Fuchsberger heißt. Tommy weiß schon, dass er ein sehr privilegiertes Leben führt, und nutzt seinen Namen auch für die Diabetes-Arbeit. Das ist ja nicht verwerflich.

JF: Weißt du, Erich, wir Fuchsbergers gehen gern den Weg des geringsten Widerstandes, auch wenn ich mich im Leben meist durchgesetzt habe. Das ist vielleicht ein Kennzeichen meines Sternzeichens: der Fisch, der sich nicht leicht fassen lässt. Gundel sucht da viel eher die Konfrontation.

GF: Ja, ich muss es dann durchpeitschen!

CC: Du bist ja auch ein Widder! Du kämpfst eben gerne!

EL: Gundel, du managst die ganze Familie und hast schon immer einfach alles zusammengehalten. Da braucht man schon eine gewisse Bestimmtheit!

GF: Ja, wenn ich eine Schraube habe, die nicht reingeht, dann probiere ich so lange, bis sie drin ist ...

JF: ... aber meistens bin ich das Holz, in das diese Schraube hineingebohrt wird!

CC: Blacky, gib es zu, dass du schon auch gern kämpfst!

JF: Sicher, und Tommy hat natürlich viel von mir. Er ist auf der anderen Seite ungeheuer sensibel, auch schnell gekränkt, und das ist bei mir genauso ausgeprägt.

EL: Tommy ist empfindsam, aber er hat auch ein großes Durchhaltevermögen! Gibt es denn auch positive Momente, wo ihr miteinander über den Zucker lacht?

CC: Ja, sicher! Manchmal kann Tommy sehr lustig sein, zum Beispiel spricht er manchmal nachts im Traum, aber das hat vielleicht nichts mit dem Zucker zu tun. Da ist er zum Kaputtlachen!

JF: Stimmt, das hat er schon als Kind gemacht! Einmal, als er noch ganz klein war und bei uns im Bett lag, fuhr er plötzlich mitten in der Nacht hoch und rief: „Heia Safari!“, fiel sofort wieder um und schlief weiter. Es war köstlich! Und Tommy gewinnt seiner Krankheit durchaus humoristische Seiten ab, etwa in seinen Reiseberichten: Seinen Artikel über Kuba nannte er zum Beispiel „Als Diabetiker auf der Zuckerinsel“.

Für den Partner da sein

EL: Cornelia, in jedem meiner Gespräche mit Tommy kam deutlich heraus, wie sehr er Sie liebt. Er nennt Sie sein GPS, seinen Airbag, denn Sie kennen ihn. Sie sind einfach für ihn da, wenn er Sie braucht, und er weiß um diese Sicherheit. Und Sie müssen ja manchmal fast wie eine Krankenschwester reagieren!

CC: Ja, ich spüre jeden Morgen, ob etwas nicht in Ordnung ist. Meistens um 5 oder 6 Uhr morgens taste ich nach ihm. Das mache ich automatisch. Ich merke sofort, ist er verschwitzt oder nicht. Gibt es Anzeichen für eine Unterzuckerung.

EL: Was können Sie denn den Lebenspartnern von Zuckerkranken sagen?

CC: Ich muss sagen, ich bewundere sie. Und ich verstehe jetzt auch, warum Partnerschaften an einer solchen Krankheit zerbrechen können. Entweder hält man es nicht aus und trennt sich, oder man wächst eben mit – auch wenn es oft ein schmerzhafter Lernprozess ist. Es gehört eine gewisse Reife dazu, damit umzugehen. Sonst funktioniert es nicht.

EL: Ist es Reife oder Liebe?

CC: Natürlich gehört beides dazu. Wenn Tommy durch eine Unterzuckerung nicht mehr weiß, was er tut, und ich ihm etwas zu essen geben will, er aber um sich schlägt, muss ich mir sagen, dass das nicht persönlich gemeint ist. Es geht dann nicht um ihn oder mich, es geht darum, dass ein Mensch nicht ins Koma gerät.

EL: Cornelia, wie ist es für Sie, einen Partner zu haben, der Diabetes hat?

CC: Man wird ja da so hineingeworfen, ich wusste gar nicht richtig, was Diabetes überhaupt ist. In der Presse hatte ich irgendwann gelesen, das Tommy Diabetiker ist. Aber dann lag er in der Früh, nach unserer ersten Nacht, neben mir im Koma, und ich wusste gar nicht, was ist denn jetzt los?

JF: Und du bist nicht auf und davon? Respekt!

CC: Nein, ich habe sofort die 110 angerufen. Die fragten: „Wo sind Sie?“, und ich sagte: „Das weiß ich nicht! Irgendwo in Grünwald!“ Ich musste erst einmal hinaus auf die Straße laufen und ein Straßenschild finden. Und wenn man so ein Erlebnis hat, wird man schon nervös. Zu unserem zweiten Date waren wir im „Podium“ verabredet, einer Livemusikkneipe in Schwabing. Ich kam mit dem Auto, und als ich gerade einparkte, sah ich einen Notarztwagen vor der Kneipe stehen und rannte sofort in Panik hinein, weil ich dachte, da liegt er jetzt! Die Wachsamkeit ist schon erhöht. Zum Glück hatte der Wagen nichts mit Tommy zu tun. Der saß putzmunter an seinem Tisch. Aber man hat schon seine Wahnvorstellungen. Gestern Abend zum Beispiel habe ich ihn angerufen, und er ging nicht ran, und schon hat man wieder Herzklopfen. Es geht nicht um die Frage, betrügt er mich, nein, sondern wo liegt er!

JF: Es ist die permanente Sorge um einen Menschen.

EL: Im Grunde braucht also jeder Diabeteskranke einen Menschen, der für ihn da ist, einen Schutzengel.

JF: Fangen wir eine Stufe tiefer an: Jeder Typ-1-Diabetiker sollte dafür sorgen, dass er, egal durch wen, ständig erreichbar ist, dass etwa ein Nachbar den Schlüssel zur Wohnung hat und so weiter. Man kann auch ein sichtbares Zeichen tragen, das einen als Diabetiker ausweist, damit es nicht heißt: „Da liegt ein Besoffener!“, und die Leute vorbeigehen.

GF: Auf alle Fälle sollte man im Kühlschrank Glukosespritzen für den Notfall lagern. Wenn es nicht mehr möglich ist, dass der Zuckerkranke selbst Zucker zu sich nimmt, kann eine andere Person ihm ganz leicht mit dieser Zuckerlösung helfen, die einfach unter die Haut gespritzt werden muss – dazu muss man gar keine Vene suchen.

EL: Cornelia, das kostet Sie ja enorm Kraft. Wie gehen Sie damit um? Ist Tommy für Sie die Zukunft, sagen Sie: „Ich geh mit ihm durch das ganze Leben“?

CC: Wenn ich eine Partnerschaft eingehe, sehe ich sie schon fürs Leben. So bin ich. Wir sind sehr glücklich miteinander und darüber, dass wir schon diesen langen

Weg geschafft haben. Ich hatte noch nie in meinem Leben eine so lange Beziehung, und Tommy auch nicht. Und in unseren künstlerischen Berufen, die eine so hohe Flexibilität erfordern, ist es nicht ganz einfach. Deshalb sind wir wirklich sehr froh, dass wir uns gefunden haben. Und wir arbeiten daran, dass es auch so weitergeht. Jetzt sind wir im verflixten 7. Jahr, aber bemerkbar macht sich das nicht!

EL: Was gibt Ihnen Tommy?

CC: Er ist ein Partner, den ich vorher so nie gehabt habe. Er ist für mich da, wenn es auch mir mal schlecht geht. Man muss natürlich immer an einer Beziehung arbeiten. Das hat mit Krankheit nichts zu tun. Partnerschaften sind heutzutage generell schwierig, weil die Ansprüche aneinander gestiegen sind. Wir harmonieren einfach gut.

Ein gut aussehender Mann!

EL: Wie habt ihr euch kennengelernt?

CC: Ich hatte Tommy vor vielen Jahren schon einmal in einem Biergarten getroffen. Er wurde mir vorgestellt, und ich dachte damals schon: „Oh, was für ein gut aussehender Mann", aber weiter ging das nicht. Denn damals hielt ich mich kaum in München auf, da ich an einer TV-Serie drehte und zugleich bei Theaterarbeiten in Norddeutschland verpflichtet war und für eine Beziehung keine Zeit hatte. Sieben Jahre später, 2000, haben wir uns auf der Fred-Jay-Preisverleihung für deutschsprachige Texter wiedergetroffen, der in diesem Jahr an Heinz Rudolf Kunze ging. Und Tommy hat mich angesprochen. Ich freute mich, dass er mich wiedererkannte, und wir haben unsere Kärtchen ausgetauscht. Ich brauchte gerade jemanden für ein Musikprojekt. Also rief ich ihn an, aber lange hat sich nichts entwickelt. Es ging sehr langsam, ist einfach so gekommen.

EL: Wie hat er Ihnen seinen Diabetes vorgestellt?

CC: Gar nicht!

JF: Er hat ihn nicht vorge*stellt*, er hat ihn vor*gefallen*!

CC: Unser erster Abend ist so verlaufen, dass wir voneinander erzählten. In diesem Jahr hatte ich einen großen Schicksalsschlag erlitten: Meine Schwester war an einem nicht erkannten Herzfehler bei der zweiten Schwangerschaft verstorben. Auch das Kind starb. Ich nahm damals das erste Kind meiner Schwester zu mir, das heute elf Jahre alt ist. Ich war dankbar, Tommy genau da getroffen zu haben. Unsere Leben waren sehr ähnlich. Wir arbeiten beide in einem künstlerischen Beruf, ich als Schauspielerin, er als Musiker und Journalist. Beides erfordert Flexibilität. Wir versuchten trotz getrennter Wohnungen eine Partnerschaft zu führen, und es ist uns bis heute gelungen.

JF: Eigentlich habt ihr euch gesucht und gefunden! Ihr macht euch keine Vorwürfe, bringt euch nicht in Abhängigkeit. Ich bin sehr glücklich darüber, wie die beiden miteinander auskommen. Eine Partnerschaft hängt von so vielen Dingen ab, und die schwere Krankheit von Tommy 2003 hat mich sehr stark an Cornelia gebunden. Wie sie sich verhalten hat – das war etwas, wo so manch einer auf und davon wäre. Sie aber hat sich so verhalten, als nähme sie die unangenehmen Seiten gar nicht zur Kenntnis. Dafür bin ich ihr sehr, sehr dankbar, und mehr an Bindung geht nicht. Was darüber hinausgeht, ist eine Frage zwischen den beiden und täglich neu zu entscheiden.

Eine Partnerschaft auf Augenhöhe

EL: Cornelia, wie gehen Sie denn mit dieser Krankheit um? Fühlen Sie die Krankheit? Teilen Sie den Diabetes mit ihm?

CC: Ja, natürlich, und ich bin sehr dankbar, dass ich es nicht habe. Aber ich nehme Tommy auf Augenhöhe und – sehr wichtig – ich sehe ihn überhaupt nicht als krank.

EL: Aber es sind doch auch viele Einschnitte zu machen. Wenn Tommy sagt: „Du, mir geht's schlecht", dann leiden Sie sofort mit. Er ist ja ein sehr emotionaler Mensch.

GF: Cornelia macht das schon richtig, dass sie ihn als gesunden Menschen behandelt. Seine früheren Freundinnen haben ihn immer nur bemitleidet und bemuttert, sodass er sich wie unter eine Käseglocke vorkam.

CC: Ich spreche Tommy schon auf seine Verantwortung an, die er auch sich selbst gegenüber hat. Ich studiere den Mechanismus natürlich auch, und manchmal verstehe ich nicht, warum er wieder in den Unterzucker rutscht. Ich habe mich informiert und viel gelernt, was die Kriterien sind und warum das passiert. Eine gewisse Unwägbarkeit ist aber auch dabei. Die Unterzuckerung ist bestimmt auch psychisch beeinflusst, wenn Tommy zum Beispiel viel Stress hat. Und, seien wir ganz ehrlich, es ist auch der Sex, die körperliche Anstrengung. Aber er muss dann eben wissen, dass er weniger Insulin braucht um seine Werte in Ordnung zu halten.

EL: Ab und zu trinkt man ja mal ein Gläschen zu viel, aber ein Diabetiker kann sich das nicht so einfach erlauben. Trinkt Tommy manchmal trotzdem zu viel Alkohol?

CC: Wir sind alle nur Menschen! Alkohol ist ja auch nicht nur negativ. Ein Glas entspannt natürlich auch. Ich bin mir sicher, dass er immer versucht, im Lot zu bleiben. Es wäre schon gut, wenn die Medizin da mehr helfen könnte, wenn es beispielsweise Messgeräte gäbe, die zur rechten Zeit ausschlagen, dass man jetzt Zucker braucht, wenn man es selbst nicht mehr merkt. Die Geschwindigkeit, wie schnell Tommy manchmal in den Unterzucker rauscht, innerhalb von drei bis vier Minuten, und das ohne jedes Anzeichen, ist schon erschreckend.

JF: Da spricht Cornelia etwas sehr Wichtiges an: Die pharmazeutische Industrie müsste etwas entwickeln, womit der Zuckerkranke erkennen kann, dass er in ein kritisches Stadium kommt, eine Art Uhr oder Wecker. Aber man muss berücksichtigen, dass die Medizin trotzdem seit 30 Jahren ungeheure Fortschritte gemacht hat. Das lässt durchaus hoffen, dass irgendwann, und zwar nicht in allzu ferner Zukunft, eine tatsächliche Heilung möglich sein wird.

GF: Die Pumpe wäre natürlich schon etwas praktischer, ist aber natürlich nicht sehr angenehm, wenn man so ein ästhetischer Mensch ist wie Tommy.

EL: Cornelia, erhalten Sie denn zum Beispiel im Restaurant Unterstützung von den anderen Gästen oder dem Personal, wenn Tommy plötzlich zusammensackt?

CC: Ich merke so oft, wie ich in solchen Situationen mit Tommy allein gelassen werde. Die Leute entfernen sich, wenden sich ab. Sie helfen mir nicht, ich muss den Mann alleine tragen, was ich kaum schaffe. Ich spüre die Ängste, denn die Leute wissen ja nicht, was er hat.

Aufgeben gilt nicht!

EL: Haben Sie manchmal das Gefühl, dass Sie bei so einem Anfall lieber einfach aufgeben würden?

CC: Nein, das habe ich nicht. Ich brauche dann zwar eine kurze Auszeit, denn es ist schon ein Schock, aber an Aufgeben habe ich nie gedacht. Ich bewundere, dass Tommy sich wirklich fast immer unter Kontrolle hat. Es ist nicht immer jemand in der Nähe, der ihm dann auch helfen kann. Und diese Disziplin sollte jeder Diabetiker haben, dass er ein Gefühl für sich entwickelt, wann er Zucker braucht, damit er nicht vom Unterzucker überrascht wird.

EL: Wie haben Sie 2003 die schlimme Krankheit erlebt, als Tommy so lange im Krankenhaus lag? War da Gott nahe?

CC: Dieses ganze Jahr war ein so unglaublicher Ausnahmezustand. Da denkt man nicht mehr, da reagiert man nur noch. Man schaut nur noch, wie es weitergeht. Natürlich war da Gott nahe, aber man hat es nicht in der Hand.

JF: Uns kam zu Bewusstsein, wie hilflos man eigentlich ist.

CC: Ich war sehr wütend auf die Krankenhäuser, weil die Infektionsgefahr dort einfach sehr hoch ist. Dass sich wegen eines kleinen Eingriffs alles so ausweiten würde, hätte keiner gedacht. Und bei Tommy wurde wirklich viel falsch gemacht. Sprachlos gemacht hat mich die Ahnungslosigkeit des Arztes, der die Operation vornehmen konnte, aber keinen Blick für den Gesamtorganismus hatte.

GF: Jeder hat es eben mal bei ihm versucht. Tommy war für sie eine Art Versuchskaninchen!

JF: Und die Ursache für die Krankheit lag ja letztendlich im Diabetes, der ja auch die Heilung wiederum sehr erschwerte und verzögerte. Aber Tommy ist kein Löffelwegschmeißer, sondern er hat sich durchgekämpft.

Neue Kraft durch die Familienbande

EL: Tommy hat auch mir gegenüber bestätigt, dass ihr ihm immer wahnsinnig Kraft gegeben habt. Das gehört ja auch zu einer Familie.

JF: Ich werde nie vergessen, wie ich ihn im Arm hielt, als man uns ins Krankenhaus gerufen hat, weil sie dachten, jetzt geht es zu Ende mit ihm und er nur noch 50 Kilo wog. Ich hielt ihn fest, und er fragte: „Vater, was hab' ich denn getan? Was hab' ich getan?" Er konnte nicht mehr. Das war ein grässlicher Moment.

GF: Wir saßen an seinem Bett und hielten seine Hände, und er hat hinterher gesagt: „Ihr könnt euch gar nicht vorstellen, wie viel mir dieser Augenblick bedeutet hat." Ich bin davon überzeugt, dass man einem Menschen auf diese Weise Kraft geben kann – allein durch die Hand, durch das Gefühl, da hält mich einer.

EL: Blacky, dich kennen Millionen in unserem Land. Du hast einen Sohn mit Diabetes. Acht Millionen Menschen in Deutschland leiden auch an dieser Krankheit. Und weitere zwanzig Millionen sind sehr gefährdet, dieses Schicksal ebenfalls zu erleiden. Was sagst du diesen Millionen, die sich mit Messer und Gabel umbringen? Welchen Rat gibst du ihnen?

JF: Ich glaube, das Wichtigste ist, dass die Menschen sich dazu bekennen und es nicht verstecken, sondern sagen: „Ja, ich bin Diabetiker", und andere motivieren vernünftig mit ihnen umzugehen. Und das A und O dabei ist – das sagt ja auch Tommy immer wieder – die Disziplin. Wenn du drei Kartoffeln auf dem Teller hast, lass eine liegen!

CC: Aber das sollte ja auch jeder tun, der nicht Diabetes hat.

EL: Denn jedes Jahr zwei Kilo mehr sind in zehn Jahren zwanzig Kilo!

GF: Jeder, der auch nur ahnt, dass da was sein könnte, wenn er also müde ist und das Gefühl hat, dass er viel trinkt und trotzdem dauernd Durst hat, sollte sich sofort testen lassen. Das geht in jeder Apotheke, tut nicht weh und gibt sofort Aufschluss!

JF: Die Menschen müssen wieder lernen, sich selbst zu kontrollieren. Und das gilt in jedem Lebensbereich. Ich werde immer gefragt: „Wie bleibt man erfolgreich?“, und ich antworte: „Man muss es wollen.“ Man muss da durchgehen und nicht immer die Verantwortung auf andere schieben – niemand anderes als man selbst trägt die Verantwortung für sein Leben! Jeder ist seines Glückes Schmied.

CC: Tommy hat den Schwung, Dinge durchzusetzen, wenn er etwas will. Hat er ein Ziel, tut er etwas dafür. Da ist er akkurat, da steht er früh auf. Er ist kein Jammertyp und zeigt mir nicht, dass er krank ist. Ich finde es ganz toll, dass er seine Krankheit nicht zur Schau trägt, sondern dass er einfach nur sagt: „Ich habe diese Krankheit, und ich kann sie auch meistern!“ Ich finde es bewundernswert, dass er sich dafür einsetzt, dass andere Menschen diese Krankheit gar nicht erst kriegen. Denn die meisten anderen könnten es ja verhindern – bei ihm als Typ 1 ist es Schicksal.

JF: Es gibt viele Akademiker, die sich auf der medizinischen Seite bemühen, aber es gibt wenige Diabetiker, die sich so wie Tommy um eine aufklärende Rolle bemühen und eine Vorbildfunktion übernehmen, um noch mehr Power und Verantwortung zu vermitteln, damit der Diabetes endlich besiegt werden kann.

Was ich unumwunden sagen kann: Es gibt zwei Dinge – ich bin über die Beziehung zwischen Tommy und Cornelia ausgesprochen glücklich, weil ich weiß, sie kommen miteinander klar, auch wenn es nicht immer einfach ist. Und das Zweite ist, ich bin auf meinen Sohn wirklich stolz. Ich bin sehr stolz auf ihn, weil er eine schwere Krankheit hinter sich gebracht hat und vor allem, weil er den Diabetes meistert. Ich sage: „Donnerwetter, das macht ihm so leicht keiner nach.“

Tommy Fuchsberger – der Lebenslauf

5. August 1957	in Gräfelfing bei München geboren
seit 1972	seit der Olympiade in München als Fotograf tätig, damals für TZ, Bild, AZ, danach bis heute auf sämtlichen Familienreisen in Rio, USA, Mexico, Kanada, Argentinien, Hongkong, Tokio für diverse Journale im Einsatz
1977	Abitur in München, Diagnose des Typ-1-Diabetes Studium der Musik am Richard-Strauss-Konservatorium, München
1979	Studium der Musik am Berklee College of Music, Boston; Schallplattenaufnahmen in Nashville, Tennessee
1981 und 1982	Teilnahme am Grand Prix de la Chanson, deutsche Endausscheidung
seit 1981	ca. 35 Singleveröffentlichungen, darunter „Black & White“ (Top-Ten-Hit in Deutschland, Österreich, Schweiz) und 10 LPs, darunter „Glaub an Dich selbst“, „PATTO“, „Valet-Parking“, „Trouble Boys I und II“ und „Mondo Tiziano“
seit 1985	Filmmusiktätigkeit, u. a. ZDF-Produktion „Abenteuer in Bangkok“ mit Armin Müller-Stahl, „Großstadtrevier“ von Jürgen Roland, RTL-Serie „Unsere Schule ist die Beste“ mit Elmar Wepper und Michaela May, „Pssst ...“, WDR-Gameshow mit Harald Schmidt, Musik zu 21 Dokumentationen der ARD-Serie „Terra Australis“; dazwischen Musik für

	Werbefilme: Kraft Tomatenketchup, Margaret Astor, Jacobs, Mercedes-Benz, BMW, L'Oreal, Burda etc.
1990	Soundtrack zur RTL-Serie „Ein Schloss am Wörthersee"
seit 1990	Standfotograf bei den „Terra Australis"-Produktionen (BR)
1994	Soundtrack zur RTL-Serie „Unsere Schule ist die Beste"
1996	Soundtrack zur Serie „Terra Australis" in Kooperation mit dem Bayerischen Rundfunk
1997	erste Buchveröffentlichung als Fotograf mit Vater Joachim als Autor: „In 47 Tagen rund um Australien"
1999	Buchveröffentlichung „Feine Küche für Diabetiker" bei Zabert & Sandmann, drei Auflagen mit über 25 000 Exemplaren; Präsentationen in der „NDR-Talkshow", „Fliege" (ARD), „Mein Morgen" (RTL), „SAM" (Pro 7), „Johannes B. Kerner-Show" (ZDF). Bei „Alfredissimo" verleiht Alfred Biolek Thomas Fuchsberger zwei Sterne für das Rezept „Knurrhahn auf Lauchgemüse"
seit 1997	Aufnahmen im eigenen digitalen Tonstudio für diverse Projekte, u. a. eine Ethno-Produktion mit dem australischen Didgeridoo-Spieler Adrian Mears aus Sydney: „The Didgeridoo Project" ist in den Dance-Charts mit einem Remix des Titels „Didgeridoo" vertreten.
2000	Co-Kommentator für das Schweizer Fernsehen für die Eröffnungs- und Schlussfeier der Olympischen Spiele in Sydney
2001	Premiere als Regisseur: Dreharbeiten zur „Terra Australis"-Folge 19: „Auf den Spuren von Captain Cook" in Queensland

seit 2002	Moderation der Sendung „X-Faktor: Wahre Lügen“ (RTL 2).
2003	meine schwere Darmkrankheit; Musik für den „Priestermacher“ mit Joachim Fuchsberger und Ralph Bauer (über 270 ausverkaufte Vorstellungen); seit 2003 Zusammenarbeit mit der Firma Ypsomed, für die ich als Reisejournalist für das Diabetes-Journal „feel-free“, von meinen Reisen berichte
2005	Kochevents mit Ypsomed in diversen Städten, wo ich zusammen mit Diätassistentinnen und Profiköchen ein Menü koche und serviere
2006	überarbeitete 4. Auflage des Kochbuchs: „Feinschmeckerküche für Diabetiker“; bis heute Zusammenarbeit mit Sanofi Aventis in der Diabetes-Kampagne „Gesünder unter 7“, dazu Auftritte in der BR-Show „Boulevard Bayern“ und in der „Johannes B. Kerner-Show“ (ZDF); Auftritt in Erich Lejeunes Talkshow „Lejeune“ (tv münchen)
2007	„Ein Leben wie im Flug“, Musik zur Sendung zum 80. Geburtstag von Joachim Fuchsberger (ARD); „Das perfekte Promi-Dinner“ (VOX) mit Michaela May, Nicole Belstler-Boettcher und Nils Bokelberg; Filmmusik zu „Pssst ...“ mit der Harald-Schmidt-Band (WDR)

„Wir wollen den Diabetes beherrschen, der Diabetes soll nicht mehr uns beherrschen“

Ein Nachwort von Professor Dr. Hellmut Mehnert

Der Titel dieses Buches „Zucker – na und?“ ist provokativ und soll es auch sein: Ohne die großen Probleme, die mit der Zuckerkrankheit, dem sogenannten Diabetes mellitus, zusammenhängen, verniedlichen zu wollen, darf gesagt werden, dass die Krankheit viel von ihrem Schrecken verloren hat und noch verliert, wenn der Betroffene, also der Patient, den Diabetes beherrscht, und der Diabetes nicht ihn beherrscht. Dieses zusammen mit den gemachten Einschränkungen ist auch deutlich aus dem Interview zu erkennen, das die Grundlage dieses Buches bildet: Die Befragung eines sogenannten Typ-1-Diabetikers, nämlich Thomas Fuchsberger, durch Erich Lejeune lässt erkennen, dass man zwar manche Einschränkung durch den Diabetes in Kauf nehmen muss, dass aber andererseits die Frage „Zucker – na und?“ berechtigt ist, wenn man guten Mutes und erfolgreich an die Bewältigung der Krankheit herangeht.

Thomas ist Diabetiker – na und?

Ich begrüße es außerordentlich, dass sich Thomas Fuchsberger für dieses Buch zur Verfügung gestellt hat. Ist es doch leider in Deutschland eher ungewöhnlich, dass sich Patienten „outen“, wie man im Neudeutsch zu sagen pflegt. Lieber verschweigen sie ihre Krankheit, in diesem Falle also die Zuckerkrankheit. Dabei ist Diabetes weder ansteckend noch abstoßend, sondern eine Krankheit wie viele andere Erkrankungen auch. In Amerika ist es längst üblich, dass Prominente wie zum Beispiel berühmte Tennisspieler oder Senatoren oder Wissenschaftler, die einen Diabetes haben, dies bekannt machen. Und das aus gutem Grund: Denn man will ja durch diese Veröffentlichung der eigenen Krankengeschichte erreichen, dass anderen Menschen mit Diabetes geholfen wird, indem man ihnen mögliche Fehler bei der Behandlung aufzeigt und sie andererseits erkennen lässt, wie sehr sie ein lebenswertes Leben trotz Diabetes führen können.

Dank also vorweg an Thomas Fuchsberger für die Schilderung seiner Lebensgeschichte, die in so bewegender und treffender Form in dem Interview mit Erich Lejeune zum Ausdruck gebracht wurde!

Zur Geschichte des Diabetes

Nur kurz sei erwähnt, dass schon im Jahre 1550 v. Chr. in Ägypten auf den Diabetes hingewiesen wurde. Paracelsus führte dann im Mittelalter in Deutschland die chemisch orientierte Betrachtungsweise ein und sah die Ursache des Diabetes im Vorhandensein eines „trockenen Salzes“, das sich in der Niere ablagerte. Er verordnete zur Behandlung Hungerkuren und setzte damit einen Markstein für die Therapie des Typ-2-Diabetes, von dem wir wissen, dass er die wichtigste Form der Zuckerkrankheit bei älteren übergewichtigen Menschen darstellt. Später wurde dann die Vererbung der Erkrankung entdeckt, und Thomas Willis erkannte im Jahre 1674 den süßen Geschmack des Diabetikerurins; daran wurde über viele Jahrzehnte die Diagnose des Diabetes gestellt.

In einer ausgezeichneten Doktorarbeit, die von einer geradezu rührenden Bescheidenheit ist, beschrieb der Deutsche Paul Langerhans im Jahre 1869 die insulinproduzierenden Zellen der Bauchspeicheldrüse, ohne allerdings damals ihre Bedeutung zu erkennen. Eine weitere Großtat wurde 20 Jahre später von Oscar Minkowski und Josef von Mering vollbracht: Sie wiesen im Urin von Hunden, denen sie die Bauchspeicheldrüse entfernt hatten, Zucker nach und diagnostizierten die typischen Symptome des Diabetes bei diesen Tieren. Damit war endgültig der Ort der Diabetes-Entstehung im Organismus lokalisiert.

Das Jahr 1921 war das größte Jahr der Diabetologie: Die kanadischen Forscher Banting und Best gewannen aus dem Saft der Bauchspeicheldrüse von Tieren ein blutzuckersenkendes Präparat, das später Insulin genannt wurde. Insofern war allerdings schon das Jahr 1908 geradezu tragisch gewesen, weil ein Deutscher namens Zülzer ein ähnliches Extrakt bereits in der Hand hatte, es aber nach Verabreichung an den Menschen nicht mehr verwendete. Zeigte sich doch, dass die Patienten nach der Injektion des Extraktes Zittrigkeit, Heißhunger, Schweißausbrüche und schnellen Herzschlag aufwiesen. Diese Erscheinungen, die der erfahrene Diabetiker heutzutage als eine Unterzuckerung erkennt, wurden als Nebenwirkungen im Sinne einer Allergie gedeutet, sodass weitere Experimente am Menschen eingestellt wurden.

Natürlich stellt man sich die Frage, warum man nicht mithilfe von Blutzuckermessungen nach dem Vorliegen einer Unterzuckerung (Hypoglykämie) gefahndet hat. Der Grund ist sehr einfach: Vor dem Ersten Weltkrieg benötigte man für die Messung eines einzelnen Blutzuckers einen Viertelliter Blut! Ein Blutzuckertagesprofil mit 8 bis 10 Blutzuckermessungen wäre also mit dem Leben nicht vereinbar gewesen!

Die Verschiebung der Entdeckung des Insulins hat Tausenden von Menschen in aller Welt das Leben gekostet, bis es – wie gesagt – in den zwanziger Jahren dann zum Siegeszug des Insulins und später in Grenzen der blutzuckersenkenden Tabletten gekommen ist. Human-Insulin, das im Gegensatz zu den tierischen Insulinen nicht mehr aus der Bauchspeicheldrüse von Rindern und Schweinen gewonnen wird und sich in der chemischen Struktur nicht mehr vom durch den Menschen produzierten Insulin unterscheidet, wurde weltweit hergestellt und beherrscht bis heute den Insulinmarkt. Dies gelang durch chemisch-synthetische und gentechnologische Tricks, mit denen zum Beispiel Bakterien und Hefen veranlasst werden konnten, solches Insulin in genügender Menge herzustellen. Damit gibt es jetzt auch keine Engpässe mehr für die Herstellung von Insulin, da nunmehr das Hormon unbegrenzt für die Therapie zur Verfügung steht. Inzwischen werden auch sogenannte Insulin-Analoga verwendet, die entweder sehr kurz (ohne dass noch ein Spritz-Ess-Abstand nötig ist) oder sehr lang und stabil wirken und auf diese Weise die Palette der Human-Insuline wirkungsvoll ergänzen. Bei den Tabletten dominierten am Anfang sogenannte Sulfonylharnstoffe und die Biguanide, auf die später noch näher eingegangen werden soll.

Hellmut Mehnert – der „Zufallsdiabetologe“

Natürlich stellte sich für mich als damals jungen Arzt im Jahre 1954 die Frage, welcher Spezialität ich mich wohl zuwenden würde. Wie bin ich überhaupt zum Diabetes gekommen? Leider muss ich die Leser enttäuschen, die vielleicht eine „Berufung von vornherein“ oder Ähnliches als Antwort erwarten. Ich bin mehr oder weniger durch einen Zufall Diabetologe geworden: Mein damaliger Oberarzt an der Universitätsklinik versetzte mich für „14 Tage“ gegen meinen Willen und unter meinem lebhaften, aber vergeblichen Protest in die Diabetiker-Ambulanz, wo ich einen erkrankten Kollegen vertreten sollte. Ich hatte mit dem Diabetes keine Berührungspunkte außer der Tatsache, dass mein Großvater mütterlicherseits an den Folgen der Zuckerkrankheit gestorben war. Später wurden dann meine Eltern auch diabetisch, allerdings zu einem Zeitpunkt, als ich mich schon längst mit diesem Fach auseinandergesetzt hatte. Es blieb also nicht bei den 14 Tagen, sondern aus dieser Zeit wurde mehr als ein halbes Jahrhundert Beschäftigung mit der Diabetologie, der Lehre von der Zuckerkrankheit.

Eine besonders wichtige Zeit meines beruflichen Lebens verbrachte ich Ende der fünfziger Jahre in Boston an der Joslin-Klinik, dem damals führenden Diabetes-Zentrum der Welt. Ich hatte das große Glück, noch den 89 Jahre alten Elliott Proctor Joslin kennenzulernen, nach dem die Klinik genannt wurde, und der noch in Deutschland Ende des 19. Jahrhunderts (!) die Diabetologie bei deutschen Ärzten gelernt hatte.

Eine merkwürdige Geschichte mit glücklicherweise gutem Ausgang ereignete sich für mich am zweiten Tag meines Aufenthalts an der Joslin-Klinik zu einem Zeitpunkt, als ich noch sehr bescheidene Englischkenntnisse hatte. Als junger Assistenzarzt sollte ich eine Gruppe von Patientinnen und Patienten übernehmen, die vorher von dem alten Doctor Joslin geschult worden waren. (So ernst nahm man die Schulungsaufgaben an der Joslin-Klinik, dass der Chef selbst mit den anderen Mitgliedern des Stabs Patienten-Unterricht abhielt!) Diese Patienten hatten vor dem Abendessen, das bevorstand, zum großen Teil Insulin gespritzt, da sie – wie damals üblich – auf zwei Injektionen Misch-Insulin täglich „eingestellt" waren.

Ich geleitete die Patientengruppe, die, wie gesagt, schon eine halbe Stunde vor dem Abendessen weisungsgemäß Insulin gespritzt hatte, zum Lift und wollte mit ihnen den Essraum für das Abendessen aufsuchen. Leider blieb der Lift auf halber Höhe stecken und große Unruhe kam unter den Patientinnen und Patienten auf. Eine Diabetikerin sagte flehend und energisch zu mir: „I need food." Sie wollte damit zum Ausdruck bringen, dass sie schleunigst essen muss, um einer sonst drohenden Unterzuckerung nach der Insulinspritze entgegen zu wirken. Ich reiner Tor wusste nicht recht, worum es ging und antwortete ihr, weil ich inzwischen Hunger auf das Abendessen verspürte, „I also need food". Das wollte sie natürlich nicht hören ... Gott sei Dank funktionierte der Lift nach zehn Minuten dann doch, und die Diabetiker kamen ohne Unterzuckerschock zu ihrem Abendessen.

Nach meiner Rückkehr aus Boston spielte sich dann mein berufliches und privates Leben fast ausschließlich in München ab. Ich vollendete meine Facharztausbildung, habilitierte mich und wurde 1966 der jüngste Chefarzt der von Steigerwaldt aufgebauten Stoffwechselabteilung im Krankenhaus München-Schwabing. Dort erhielt ich dann meine Professur, ein bis heute florierendes Forschungsinstitut wurde von der Deut schen Forschungsgemeinschaft für meinen Kollegen, den Biochemiker Professor Wieland, und mich errichtet, ich erhielt ein persönliches Extraordinariat mit der so wichtigen Genehmigung, Mitarbeiter habilitieren zu dürfen, und gründete nicht zuletzt in München eine glückliche Familie. Die Dritte Medizinische Klinik des Krankenhauses München-Schwabing mit dem Schwerpunkt Stoffwechsel, Diabetes, Endokrinologie und Angiologie wurde zu einem Zentrum der Diabetologie und wurde bekannt über Münchens Grenzen hinaus. Erfreulicherweise war dies nach wie vor der Fall unter meinem Nachfolger Professor Eberhard Standl und ist es jetzt unter der neuen Abteilungsleiterin Frau Professor Anette-Gabriele Ziegler. Der große Vorteil dieser Abteilung war und ist, dass sie neueste Ergebnisse aus dem Forschungsinstitut praxisnah verwerten kann und dass sie im Übrigen völlig „patientenzentriert" arbeitet. Besonders auch für Frau Ziegler steht der diabetische Patient im Mittelpunkt ihres ärztlichen Interesses, sodass mir um die Zukunft der Abteilung nicht bange ist.

Im Übrigen sind die Diabetikerinnen und Diabetiker in München gut aufgehoben. Neben qualifizierten niedergelassenen Ärzten gibt es außer im Krankenhaus Schwabing diabetologische und endokrinologische Kliniken mit bundesweit und international hoch angesehenen Chefärztinnen und Chefärzten: Prof. B. Göke (Klinikum der Universität München, Campus Großhadern), Prof. H. Hauner (Klinikum rechts der Isar der TU München), Prof. O. A. Müller (Rotkreuz-Krankenhaus München), Prof. K. D. Palitzsch (Klinikum Neuperlach), Prof. M. Reincke (Klinikum der Universität München, Campus) und Prof. Petra-Maria Schumm-Draeger (Klinikum Bogenhausen).

Ursachen des Diabetes

Der Mangel an dem körpereigenen, in der Bauchspeicheldrüse gebildeten Insulin steht, wie wir seit Mering und Minkowski wissen, im Mittelpunkt der Zuckerkrankheit, des Diabetes mellitus. Dabei wird unterschieden zwischen zwei Formen der Erkrankung, dem Typ-1-Diabetes und dem Typ-2-Diabetes. Hinsichtlich der Entstehung des Typ-1-Diabetes haben sich die Hinweise verstärkt, dass dabei das körpereigene Abwehrsystem, das sogenannte Autoimmunsystem, eine ganz entscheidende Rolle spielt. Dieses System ist auch von erblichen Faktoren abhängig, wenngleich die Vererbung des Typ-1-Diabetes bei weitem nicht so stark erfolgt wie die des Typ-2-Diabetes der älteren Menschen. Im Blut frisch erkrankter Typ-1-Diabetiker finden sich fast immer sogenannte Antikörper (Autoimmunmarker), die gleichsam selbstzerstörerisch gegen körpereigenes Gewebe, nämlich gegen die insulinproduzierenden Inselzellen der Bauchspeicheldrüse gerichtet sind. Hier spielen die sogenannten Inselzell-Antikörper und die gegen das Insulin selbst gerichteten Abwehrstoffe eine besonders nachteilige Rolle. Gleichzeitig werden diese insulinproduzierenden Zellen der Bauchspeicheldrüse auch durch weiße Blutkörperchen, die aus dem Blut eindringen, zusätzlich geschädigt. Damit gibt es keinen Zweifel daran, dass dieser Typ-1-Diabetes zu den sogenannten „Autoimmunerkrankungen“ gehört.

Gänzlich anders liegen die Dinge beim Typ-2-Diabetes. Zumeist sind es äußere Faktoren, die ganz entscheidend zum Ausbruch dieses Diabetestyps beitragen: Hier dominieren Übergewicht und Bewegungsmangel. Dies ist kein Widerspruch zu der obigen Feststellung, dass auch die Erblichkeit von großer Bedeutung ist. Nur kann man – im Gegensatz zum Typ-1-Diabetes – durch Beherrschung dieser sogenannten Risikofaktoren den Ausbruch eines Diabetes häufig verhindern oder doch wenigstens hinausschieben. Mit zunehmendem Übergewicht steigt das Risiko, einen solchen Typ-2-Diabetes zu bekommen, auf ein Vielfaches an. 85 Prozent dieser Typ-2-Diabetiker sind mehr oder weniger deutlich übergewichtig. Dabei machen alle Typ-2-Diabetiker insgesamt 95 Prozent aller Zuckerkranken aus, während nur 5 Prozent Typ-1-Diabetiker sind.

Menschen mit Typ-2-Diabetes haben anfangs noch reichlich körpereigenes Insulin. Infolge des höheren Insulinbedarfs durch Fettsucht und Bewegungsmangel reicht aber auch die anfängliche Überproduktion dieses lebenswichtigen Hormons bald nicht mehr aus. Je fetthaltiger die Körpergewebe wie Muskeln, Leber und Fettgewebe werden, desto schwerer tut sich das restliche Insulin, den gewünschten Effekt im Sinne einer Blutzuckernormalisierung und einer Kontrolle des Fett- und Eiweißstoffwechsels zu bewirken. Man spricht hier gern von der sogenannten Insulin-Resistenz, also der Unterempfindlichkeit gegenüber dem eigenen Insulin. Die erbliche Insulin-Resistenz findet man mitunter auch bei völlig normalem Körpergewicht, sie wird aber durch das Übergewicht verstärkt. Speziell das Fett in der Bauchhöhle führt zu einer ungünstigen Erhöhung der freien Fettsäuren im Blut, die verschiedene schädigende Einflüsse ausüben. Wichtig dabei ist, dass gerade dieses Bauchfett problematisch ist, während der „Hüftspeck" im Hinblick auf die Entstehung des Diabetes und seiner Folgeschäden offenbar weniger gefährlich ist. Bewegungsmangel fördert darüber hinaus die Unterempfindlichkeit gegenüber dem Insulin noch weiter.

Wie gesagt, sind 95 Prozent aller Diabetiker sogenannte Typ-2-Patienten, sodass der ältere übergewichtige Zuckerkranke der klassische Patient in Klinik und Praxis ist. Von praktischer Bedeutung ist aber auch, dass die Insulin-Resistenz schon bei sogenannten „Prädiabetikern" mit erhöhtem Blutdruck sowie mit erhöhten Blutfettwerten einhergeht. Deswegen entwickeln viele Menschen noch vor dem Ausbruch des Typ-2-Diabetes bereits Schäden an den großen Blutgefäßen, vor allem an den Herzkranzarterien. Für dieses sogenannte „Metabolische Syndrom" wurden internationale Kriterien festgelegt, die besonders den Taillenumfang im Visier haben: Männer sollten nicht mehr als 94 cm, Frauen nicht mehr als 80 cm Bauchumfang aufweisen. Mindestens zwei der folgenden vier Faktoren sollten ebenfalls krankhaft verändert sein, um die Diagnose Metabolisches Syndrom zu sichern: die sogenannten Neutralfette (Triglyzeride), das „gute" HDL-Cholesterin, der Blutdruck und natürlich der Blutzucker. Der wichtigste, weil bekannteste und für den Stoffwechsel bedeutsamste Effekt des Insulins wird am Blutzucker gemessen, der nüchtern möglichst unter 100 mg/dl liegen sollte.

In charakteristischer Weise unterscheiden sich Typ-1- und Typ-2-Diabetes: Der Typ-1-Diabetes beginnt meist (aber nicht immer) im Kindes- und Jugendalter, wie wir es ja auch bei Thomas Fuchsberger gesehen haben. Die Erbanlagen haben hier eine relativ geringe Durchschlagskraft. Das Körpergewicht ist zu Beginn der Erkrankung meist normal, der Blutzucker ist natürlich erhöht, es kommt aber darüber hinaus zu einer zusätzlichen Fettstoffwechselentgleisung (Ketoazidose). Die Krankheit ist – wie schon oben erwähnt – mit ihrem relativ raschen Fortschreiten zum absoluten Insulinmangel eine sogenannte Autoimmunerkrankung. Als Therapie wird immer Insulin zu spritzen sein, und zwar von vornherein und ohne Ausnahme!

Ganz anders sind die Verhältnisse beim Typ-2-Diabetes. Dieser entsteht zumeist (aber nicht immer) nach dem 40. Lebensjahr und ist begleitet von einer erheblichen erblichen Durchschlagskraft. Wie erwähnt, besteht fast immer ein Übergewicht, eine Ketoazidose ist selten. Natürlich steht im Vordergrund das Vorstadium der Erkrankung, das erwähnte Metabolische Syndrom, das wir bereits vor der Beschreibung durch den Amerikaner Reaven (1989) als „Wohlstands-Syndrom“ 1969 beschrieben haben. Es geht einher mit einer dann auch einsetzenden nachlassenden Insulin-Sekretionsstörung und – wie schon erwähnt – mit hohem Blutdruck, Fettstoffwechselstörungen, Übergewicht und Arteriosklerose an den großen Gefäßen. Diese Patienten können anfänglich mit Ernährungs- und Bewegungstherapie, später mit Tabletten und nicht selten mit Insulin behandelt werden.

Der Diabetes – eine klassische Volkskrankheit

Die sogenannten epidemiologischen Daten des Diabetes sind erschütternd. Etwa 6 bis 8 Millionen Menschen haben nach verlässlichen Schätzungen in Deutschland einen bekannten manifesten Diabetes, 2 bis 3 Millionen eine noch unerkannte manifeste Zuckerkrankheit und ca. 10 Millionen weisen eine gestörte Glukosetoleranz (Blutzuckeranstieg nach Traubenzuckerbelastung) auf, eine Stoffwechselstörung, die für die Hälfte der Betroffenen ein Vorstadium des später manifesten Diabetes darstellt und die im Übrigen ebenfalls schon Krankheitswert hat. Wenn man die Menschen mit einer diabetischen Erbanlage noch hinzurechnet, kommen – wie in dem Interview schon gezeigt werden konnte – Zahlen zustande, wonach mindestens jeder Dritte in Deutschland ein Vorstadium oder ein manifestes Stadium des Diabetes aufweist. Das sind wirklich erschreckende Zahlen, die uns in erster Linie veranlasst haben, dieses Buch zu schreiben und dem Diabetes den Kampf anzusagen!

Leider kommt hinzu, dass diese so schlimmen Prozentsätze aus fünf verschiedenen Gründen in ständiger Zunahme begriffen sind:

1. Die Menschen werden immer älter und erleben noch ihre Zuckerkrankheit in einem Alter, in dem sie früher vorzeitig gestorben wären.
2. Die Erkennung der Zuckerkrankheit hat sich intensiviert, die Erkennung der Erkrankung erfolgt im Schnitt früher und die Behandlung hat sich erheblich verbessert und wirkt damit lebenserhaltender. Dies führt natürlich zu einem erhöhten Vorkommen von Diabetikern in der Bevölkerung.
3. Die erbliche Komponente beider Diabetesformen (Typ 1 und Typ 2, siehe oben) bedingt eine gewisse verstärkte Weitergabe des diabetischen Erbgutes dank der erheblich verbesserten prozentualen Quote der früher stark erhöhten Sterblichkeit der Neugeborenen diabetischer Mütter (nur noch 1 Prozent im Vergleich zu mehr als 25 Prozent in füheren Jahren). Wenn beide Elternteile einen Diabetes haben, ist die Diabeteshäufigkeit der Nachkommen natürlich stark erhöht. Ich habe in meiner Sprechstunde verschiedene solche diabetische Paare gehabt, die sich zum Teil bei mir im Wartezimmer kennengelernt haben. Das gab „böswilligen“ Kollegen Veranlassung, süffisant zu bemerken, dass die Wartezeiten bei mir doch offenbar sehr lang gewesen seien, wenn sich dabei sogar Lebensgemeinschaften gründen konnten ...!

4. Die diagnostischen Merkmale wurden verschärft, da bereits bei niedrigeren Blutzuckerwerten, als man früher gedacht hatte, Folgeschäden der Zuckerkrankheit auftreten können. Hierdurch kommt es zu einer weiteren Erhöhung des Auftretens von neu hinzu diagnostizierten Diabetikern.
5. Ganz im Vordergrund stehen die beklagenswerten Verhältnisse im Hinblick auf Überernährung und Bewegungsmangel in der Bevölkerung. Dies gilt leider bereits zunehmend für das Kindes- und Jugendlichenalter, wo wir immer öfter Typ-2-diabetische Patienten antreffen, die früher – in Übereinstimmung mit der damalig gültigen Namensgebung („Altersdiabetes") – eher selten aufgetreten sind. Wir haben in Deutschland übrigens die ersten dieser Fälle bereits im Jahre 1968 beschrieben, als wir bei einer Früherfassungsaktion (siehe unten) dicke Kinder mit familiärer Typ-2-Belastung und ohne Symptome ermittelten, die eindeutig – gemessen an den Blutzuckerwerten – einen Diabetes mellitus aufwiesen.

Früherfassung des Diabetes: das Gebot der Stunde

Die ständige Verbesserung der Früherfassung des Diabetes – vor allem des Typ-2-Diabetes – in Klinik und Praxis ist das Gebot der Stunde, denn der Typ-1-Diabetes mit seiner starken Symptomatik kann diagnostisch nicht verfehlt werden. Dabei liefern bestimmte Risikofaktoren wie die Typ-2-diabetische Familienvorgeschichte, die Bauchfettsucht und weitere Facetten des Metabolischen Syndroms (siehe oben) besondere Hinweise auf die Notwendigkeit einer Frühdiagnose. Die Bevölkerung sollte wissen, dass auch jetzt schon die über 35-Jährigen alle zwei Jahre die Möglichkeit zu einem Gesundheits-Checkup bei ihrem Hausarzt haben, der sie nichts kostet und nicht in das Budget des Hausarztes fällt. Dabei wird auch ein Blutzucker bestimmt, sodass man den leider „üblichen“ Abstand zwischen Entstehung des Typ-2-Diabetes und Diagnose (etwa 8 bis 10 Jahre) erheblich abkürzen kann.

Die Erkennung eines Diabetes kann dann nicht verfehlt werden, wenn ein Patient zum Arzt kommt und über große Harnmengen, starken Durst, allgemeine Schwäche, Abnahme des Körpergewichts und Abgeschlagenheit klagt. Für den Arzt ist es überdies ein wichtiger Hinweis, wenn der Patient über zahlreiche diabetische Familienangehörige berichtet (siehe oben). Trotzdem darf man sich nicht beirren lassen, wenn Diabetiker keine anderen Zuckerkranken in der Familie aufweisen. Dies liegt an dem besonderen Erbgang des Diabetes, der sich besonders beim Typ 1 lediglich durch eine nur geringe Durchschlagskraft auszeichnet. Trotzdem weisen es viele Patienten entrüstet zurück, ein „Erbleiden“ zu haben. Der Arzt sollte diesen Patienten verdeutlichen, dass ein Diabetes weder ansteckend ist noch eine Schande bedeutet.

Wenn man sich die oben genannten Zahlen über die Diabetesanlage und das Auftreten des Diabetes noch einmal ins Gedächtnis zurückruft, dann kann der Diabetes wirklich kein seltenes Ereignis darstellen. Noch etwas ist wichtig: Auch die sogenannten manifesten Diabetiker, bei denen also der Diabetes bereits zum Ausbruch gekommen ist, brauchen keine Beschwerden im Sinne von vermehrtem Durst oder starkem Wasserlassen aufzuweisen. Genau dies ist der Grund dafür, dass so viele Zuckerkranke über Jahre hinweg unentdeckt bleiben. Man sollte deswegen dazu raten, dass jeder Mensch – insbesondere ältere übergewichtige Personen mit diabetischen Familienangehörigen – wenigstens ein Mal pro Jahr auf das Vorhandensein eines Diabetes untersucht wird. Noch einmal sei auf den sogenannten Checkup der über 35-Jährigen (Gesundheitsuntersuchung) hingewiesen.

Eine gewisse Hilfe bedeutet auch die Selbstmessung mit Harnzuckerstreifen, die in jeder Apotheke erhältlich sind. Zwei Stunden nach einer kohlenhydratreichen Hauptmahlzeit (z. B. zwei Brötchen) sollte man den Urin auf das Vorkommen von Zucker untersuchen. Bei Vorhandensein von Zucker verfärbt sich der in den Harn eingetauchte Streifen in typischer Weise. Nur wenige Fälle von manifestem Diabetes bleiben bei diesem Vorgehen unentdeckt. Es ist allerdings zu bedenken, dass die endgültige Diagnose der Zuckerkrankheit nur anhand der dann folgenden Blutzuckermessungen gestellt werden darf. Trotzdem ist die Verdachtsdiagnose anhand des Harnzucker-Teststreifens für viele Patienten wichtig gewesen. So konnten wir mit der Münchner Früherfassungsaktion im Jahr 1967 – der bis heute weltweit größten Screening-Aktion auf Diabetes, die jemals durchgeführt wurde – mithilfe von Presse, Rundfunk und Fernsehen nicht weniger als 72 Prozent der Münchner Bevölkerung, vom Säugling bis zum Greis, dazu bewegen, sich an einer solchen Teststreifenaktion zur Früherkennung eines Diabetes zu beteiligen.

Der Post ein Schnippchen geschlagen!

Alle Münchner Einwohner erhielten einen eingesiegelten Harnzucker-Teststreifen zugesandt, den sie – wie eben beschrieben – verwenden sollten. In einem frankierten Rückumschlag sollte der Streifen an eine zentrale Auswertungsstelle zurückgeschickt werden. Dem

Teststreifen wurde ein Fragebogen beigefügt, auf dessen vier Fragen die Münchner Bürger antworten sollten (Manifester Diabetes bereits vorhanden? Diabetesfälle in der Familie? Geburt überschwerer Kinder? Nierenerkrankung vorhanden?). Da für die Früherfassungsaktion natürlich nur begrenzte Mittel zur Verfügung standen, die ausreichen mussten, um das gesamte Unternehmen einschließlich des Portos für die Rückantwort und die Bezahlung der die Teststreifen auswertenden Studenten zu finanzieren, waren wir auf Sparmaßnahmen angewiesen.

Leider konnte damals die Bundespost nicht über ihren Schatten springen und wollte ausgefüllte Fragebögen, obwohl sie nur mit vier Kreuzchen zu versehen waren, bei der Rücksendung zusammen mit den benutzten Teststreifen nicht als billige Drucksache befördern. Daraufhin hatte ich die „beste Idee" meines diabetologischen Lebens: Wir druckten die vier Fragen jeweils in die oberen und unteren Ecken des Bogens und baten die Münchner schriftlich, falls die jeweilige Frage mit Ja zu beantworten war, die betreffende Ecke des Fragebogens abzuschneiden. Auf diese Weise konnten wir der Post ein Schnippchen schlagen und sparten mehr als 100 000 damals noch sehr harte D-Mark an Porto, da ja nun zweifelsfrei die Grundlage für eine Drucksache ohne schriftliche Vermerke des Absenders gegeben war.

Wichtiger als diese lustige Episode aber ist die Feststellung, dass diese Früherfassungsaktion beispielgebend gewesen ist. Erstmals wurde damals festgestellt, dass nicht – wie bis 1967 vermutet – nur 2 Prozent, sondern damals sogar 3 Prozent manifeste Diabetiker in der Bevölkerung vorhanden waren. Bei 7 000 Münchnern wurde ein bisher unbekannter Diabetes diagnostiziert, der nun sofort der Behandlung zugeführt werden konnte. Die auf einen positiven Harnzuckerbefund folgende Blutzuckeruntersuchung wurde durch die Überweisung an Hausärzte in die Wege geleitet, die uns dann über das Ergebnis ihrer Untersuchung (Diabetes ja oder nein) berichteten.

Für Arzt und Patient ist es also wichtig, dass die entscheidende Diabetesdiagnose letztlich nur mithilfe erhöhter Blutzuckerwerte gestellt werden kann. Die Blutzuckerbestimmung bildet gleichzeitig eine wichtige Hilfe bei den laufenden Untersuchungen für die Therapie und Kontrolle des zuckerkranken Patienten. Dabei wird diese Untersuchungsmethode vor allem ergänzt durch ein besonders raffiniertes Verfahren, mit dessen Hilfe man aus der Untersuchung des Zuckergehalts der roten Blutkörperchen sich ein Bild über die durchschnittlichen Blutzuckerwerte der letzten 8 bis 10 Wochen machen kann (Bestimmung des sogenannten HbA1c). Wenn also ein diabetischer Patient seinem Arzt vor der Kontrolle einen „Gefallen" tun will und streng seine Diät einhält, die er vorher nie eingehalten hat, dann ist der Arzt mithilfe dieser gleichsam kriminalistischen Spürmethode in der Lage, festzustellen, ob der am Untersuchungstag gute Blutzuckerwert wirklich dem Verhalten der Blutzuckerkonzentration in den letzten Wochen entsprochen hat. Im Übrigen wird heutzutage jeder diabetische Patient angehalten, Selbstkontrollen durchzuführen. Der Typ-1-Diabetiker wird dies stets mit Blutzuckerselbstkontrollen, der Typ-2-Diabetiker – wenn er nicht Insulin spritzt – oft nur mit Harnzuckerselbstkontrollen bewerkstelligen. Hierfür stehen hervorragende, einfach zu handhabende und recht genaue Teststreifenmethoden und – für die Blutzuckerkontrolle – entsprechende Apparate zur Verfügung.

Das Dilemma der dicken Kinder

Die Früherfassungsaktion auf Diabetes im Jahr 1967 war in jeder Weise ein großer Erfolg. Einmal deswegen, weil, wie gesagt, eben 7000 neu der Therapie zuzuführende Diabetiker als bisher unbekannt entdeckt wurden, und zum anderen, weil diese Aktion ein Zeichen für die Diabetologie setzte, aufgrund dessen dann viele weitere Screening-Aktionen anderswo folgten. Im Hinblick auf die Aufklärung der Bevölkerung, die bei dieser Früherfassungsaktion praktiziert wurde, ist noch Einiges anzumerken. So wurde die Öffentlichkeit auf das Screening-Verfahren systematisch vorbereitet. In der ganzen Stadt wiesen Plakate auf die Aktion hin. Die Münchner Schulkinder wurden von ihren Lehrern auf die Wichtigkeit dieser Aktion aufmerksam gemacht und erhielten einen schriftlichen Aufruf, der in den Familien der Kinder noch einmal an die Aktion erinnern sollte. In Presse, Rundfunk und Fernsehen wurden verschiedene Sendungen vor und während der Aktion gebracht, in denen die Bevölkerung zur Teilnahme aufgefordert wurde. Als besonders wichtiges Massenmedium erwies sich dabei schon damals das Fernsehen. Dies bewies die rapide Zunahme der Beteiligung in unmittelbarer Folge an eine Abendsendung des Bayerischen Fernsehens.

Bei den Ergebnissen der Münchner Früherfassungsaktion fiel überhaupt auf, dass sich die Bevölkerung in außerordentlich hohem Maße an der Aktion beteiligte. Wenn man bedenkt, dass in einer Großstadt eine starke Fluktuation in der Bevölkerung besteht, dass ferner – wie allen Behörden bekannt ist – ein relativ hoher Prozentsatz der Bevölkerung für öffentliche Anliegen nicht ansprechbar ist und dass darüber hinaus sicherlich viele Personen, die aus der Färbung oder Nichtfärbung ihres

Harnzuckerteststreifens schon selbst Konsequenzen ziehen konnten, ihren Teststreifen nicht zur Auswertung schickten, ist der Anteil von 72 Prozent zurückgesandter Briefe außerordentlich hoch. Mancher Politiker in mancher Stadt und in manchem Land würde sich eine solche Beteiligung bei den allgemeinen Wahlen durchaus wünschen ...!

Oben wurde schon darauf hingewiesen, dass bei dieser Aktion erstmals Kinder und Jugendliche mit Typ-2-Diabetes in nennenswertem Umfang diagnostiziert wurden. Wir schrieben damals bei der Veröffentlichung der Aktionsergebnisse Folgendes in etwa wörtlich: „Es zeigt sich demnach, dass der klassische Insulinmangel-Diabetes des Kindes und des Jugendlichen mit dem stürmischen Beginn ohne längeres Vorstadium in einem nicht unbeträchtlichen Prozentsatz eine Ergänzung findet durch kindliche und jugendliche Diabetiker, die hinsichtlich Übergewicht und Diabetes-Typ dem Altersdiabetes (Typ-2-Diabetes) ähneln, bisher aber meist der Diagnostik entgingen."

Zum Abschluss zu dem Problem der Früherkennung sei noch die witzige Bemerkung eines diabetischen Spaßvogels im Zusammenhang mit der damaligen Früherkennungsaktion erwähnt. Er schlug vor, dass nur noch ein einziger Teststreifen an jeweils eine Familie ausgegeben werden sollte und dass die Familie zum gemeinsamen Urinlassen ein großes Gefäß zu benutzen habe. Der Teststreifen sei dann in die große Urinmenge aller Familienangehörigen einzutauchen und abzulesen: Wenn sich der Streifen nicht verfärbte, war dies ein Zeichen, dass kein Familienangehöriger einen Diabetes hat. Wenn hingegen der Streifen sich verfärbte, dann muss sich die Familie „teilen", zwei und mehr Töpfe benutzen, um den „Täter" allmählich einzuengen und die Einzeldiagnose der Zuckerausscheidung zu stellen. Diese Empfehlung in das Ohr der Krankenkassen und des Gesundheitsministeriums bei den großen Bemühungen, Geld im Gesundheitswesen Deutschlands zu sparen ...!

Weniger essen, mehr bewegen!

Um dem Diabetes vorzubeugen, sind verschiedene sogenannte Präventionsstudien durchgeführt worden. Diese haben gezeigt, dass durch Änderung des Lebensstils bei Menschen mit einem diabetischen Vorstadium eine massive Verbesserung im Hinblick auf die Manifestationsrate des Typ-2-Diabetes zu erreichen ist. So wurden in zwei voneinander unabhängigen großen Studien in Finnland und in den USA jeweils 58 Prozent weniger manifeste Diabetiker durch eine Änderung des Lebensstils (Gewichtsabnahme und mehr körperliche Bewegung) präsentiert im Vergleich zur Kontrollgruppe, bei der derartige Maßnahmen nicht so intensiv durchgeführt wurden. Die durch Medikamente erzielte Besserung fiel demgegenüber eher geringer aus.

Beinahe als Kuriosität mag das Ergebnis aus einer Studie der Harvard Medical School angesehen wer-den, bei der der mäßige Konsum von Alkohol im Vergleich zur Alkoholabstinenz ein 38 Prozent niedrigeres Risiko für die Manifestation eines Typ-2-Diabetes bedeutete. Fast muss man hier von bedauernswerten Nichttrinkern sprechen, sollte aber sogleich bedenken, dass es sich wirklich nur um kleine Mengen Alkohol handelte, die von den Probanden der Prüfgruppe zu sich genommen wurden. Unterschiedliche Alkoholika hatten dabei alle den gleichen protektiven Effekt.

Eine andere Studie bei über 17000 Probanden belegte überdies, dass der reichliche Genuss von Kaffee mit mindestens sieben Tassen täglich das Risiko, einen Typ-2-Diabetes zu entwickeln, in den USA signifikant reduzierte. Auf deutsche Verhältnisse übertragen, genügen dann wohl 2 bis 3 Tassen Kaffee, da bekanntlich der amerikanische Kaffee nur in niedrig konzentrierter Form „genossen" wird ...!

Zusammenfassend kann man aus allen Studien – auch Untersuchungen mit Medikamenten – schließen, dass meist Patienten mit gestörter Glukosetoleranz (Prädiabetes) und mit manifestem Diabetes untersucht wurden und dass unter dem Einfluss verschiedener Therapieregime eine Reduktion des Risikos im Vergleich zu den jeweiligen Kontrollgruppen zu beobachten war. Am bemerkenswertesten war aber sicherlich der Befund, dass die Änderung des Lebensstils zu den besten Ergebnissen führte. Dabei ging es nicht nur um eine Reduzierung des Körpergewichts um (oft nur einige wenige!) Kilogramm, sondern auch um die Beherzigung, durch Bewegungsübungen und Sport der Bewegungsarmut zu begegnen. Abschließend muss überdies festgestellt werden, dass es im Augenblick noch keine rechtlichen Möglichkeiten gibt, Medikamente vorsorglich und prophylaktisch beim Prädiabetes einzusetzen, sodass auch aus diesem Grunde die Lebensstiländerungen das Gebot der Stunde sind.

Es ist das große Verdienst des „Nationalen Gesundheitsforums Diabetes mellitus" (gefördert durch das Bundesgesundheitsministerium und die Aventis Foundation), Forschungsarbeiten vor allem auch auf dem Gebiet der Prävention zu initiieren.

Ernährungstherapeutische Maßnahmen („Diät“)

Während die Therapie des Typ-1-Diabetes (nur 5 Prozent aller Diabetiker, siehe oben) relativ einfach und übersichtlich ist (intensivierte Insulintherapie, liberalisierte kaloriengerechte Ernährung, das heißt eine Kostform, bei der eine Gewichtszunahme des normalgewichtigen Diabetikers vermieden werden soll), bieten sich bei Menschen mit Typ-2-Diabetes verschiedene Behandlungsaspekte. Sicherlich ist die alleinige Ernährungs- und Bewegungstherapie die zunächst anzustrebende Behandlung des übergewichtigen Zuckerkranken. Die Kooperationsbereitschaft der Patienten ist jedoch leider sehr gering. Außerdem besteht ein Fortschreiten des Typ-2-diabetischen Geschehens im Hinblick auf die Insulin-Resistenz (siehe oben) und vor allem auch auf das Unvermögen der Bauchspeicheldrüse, auf die Dauer ausreichend Insulin in die Blutbahn abzusondern.

Dennoch ist die Ernährungsbehandlung die wichtigste Grundlage der Therapie des Typ-2-Diabetes, wobei zur ernährungstherapeutischen Komponente sich eine gezielte Bewegungstherapie addiert. Im Grund gilt es, folgende wichtige Anmerkungen zu machen:

1. Die Personenwaage ist wichtiger als die Küchenwaage! Noch so komplizierte diätetische Eskapaden in der Küche vermögen nicht den Wert der kaloriengerechten, das heißt bei Übergewichtigen der unterkalorischen Ernährung zu ersetzen, deren Erfolg allein mit der Personenwaage festgestellt werden kann.
2. Die Verteilung der Nährstoffe sollte trotz aller neuerdings wieder vorgetragenen Ergebnisse der angeblichen Vorteile einer fettreichen Kost doch 50

bis 55 Prozent Kohlehydrate, nur 30 bis 35 Prozent Fett und 15 Prozent Eiweiß an den Gesamtkalorien betragen. Die daraus sich ergebende kohlehydratreiche, fettarme und eiweißbeschränkte Kost sollte sich der mediterranen Küche annähern mit reichlich Gemüse, Obst und Salaten (Ballaststoffe), Ölen mit mehrfach oder einfach ungesättigten Fettsäuren (wie zum Beispiel Olivenöl) sowie magerem Fleisch und Fisch als Eiweißträger. Eiweißhaltige Nahrungsmittel haben übrigens die größte Verstärkung des Sättigungsgefühls im Gefolge. Verschiedene Untersuchungen haben erkennen lassen, dass eine erfolgreiche Gewichtsabnahme mit der Reduzierung des Fettgehaltes der Nahrung steht und fällt, auch wenn vorübergehend durch fettreiche und kohlehydratarme Kostformen Ähnliches erreicht werden kann. Man muss aber immer bedenken, dass ein zu reichhaltiger Fettkonsum womöglich die Arteriosklerose fördert und dass die Langzeitergebnisse für eine solche Kostform noch nicht gesichert sind. Das wichtigste Gebot der Diabeteskost liegt sicherlich in der Forderung, dem Übergewichtigen eine unterkalorische, also „kaloriengerechte" Ernährung zu verordnen. Es ist zu bedenken, dass in der nichtdiabetischen Normalbevölkerung der Fettanteil der Kost 50 Prozent und mehr an den Gesamtkalorien beträgt. Im Grunde wäre also die Einhaltung einer „Diabetesdiät" für jedermann zu empfehlen.

3. Diätetische Lebensmittel sind in der Regel entbehrlich. Allenfalls kann man das Süßungsbedürfnis der Patienten mit kalorienfreien Süßstoffen wie Saccharin, Zyklamat, Acesulfam und Aspartame decken. Leider gibt es auch völlig unsinnige diätetische Lebensmittel wie Diabetiker-Tees. So wurde ein Tee von einem Namensvetter von mir,

also einem gewissen Mehnert, hergestellt und vertrieben. Der schrieb mir im Übrigen eines Tages einen Brief, der mit den Worten begann: „Wie ich höre, beschäftigen Sie sich auch mit Diabetes, wollen wir nicht zusammenarbeiten?“ Ich bin aber dann doch der Schulmedizin treu geblieben! Reiner Zucker ist nicht völlig verboten, sollte aber sicherlich nicht in Getränken eingenommen werden, da sich dadurch der Blutzucker stark erhöht. Ballaststoffe sind hingegen ja, wie erwähnt, wichtig, weil sie die Blutzuckerkontrolle verbessern und die Insulin-Resistenz günstig beeinflussen. Die wiederholte Schulung der Patienten ist gerade im Hinblick auf ernährungs- und bewegungstherapeutische Maßnahmen von größter Bedeutung, auch wenn die Mitarbeit der Patienten auf Dauer leider oft zu wünschen übrig lässt.

„Diät“ – noch zeitgemäß?

Ist denn die Diät überhaupt noch zeitgemäß? Das werden jedenfalls manche Leser fragen, die sich an dem Wort „Diät“ stören und es durch „Ernährungstherapie“ ersetzt wissen wollen. In der Tat bringt das Wort „Diät“ negative Assoziationen, sodass die „Ernährungsbehandlung“ dem Patienten womöglich besser schmeckt! Wenn 85 Prozent der vielen Millionen Typ-2-Diabetiker übergewichtig oder sogar fettleibig sind, und wenn man überdies weiß, dass oft durch die Gewichtsabnahme von wenigen Kilogramm eine beachtliche, ja mitunter eine dramatische Besserung der Stoffwechselsituation Platz greift (siehe oben), und wenn wir schließlich seit langer Zeit erkannt haben, dass auch andere Risikofaktoren wie hoher Blutdruck, hohe Blutfettwerte,

Bauchfettsucht bis hin zu Krebserkrankungen durch Gewichtsabnahme günstig beeinflusst werden, unterliegt es wohl keinem Zweifel, dass mit der Ernährungs- (und Bewegungs-) -therapie die wichtigste Behandlungssäule beim Typ-2-Diabetes angesprochen wurde.

Die früher für alle Diabetiker empfohlenen vielen kleinen Mahlzeiten haben für die meisten Patienten nur noch theoretische Bedeutung. Sicherlich fallen die Blutzuckerspitzen bei der Verteilung der Kohlehydrate über den ganzen Tag niedriger aus, womit in Grenzen auch der Vermeidung der gefährlichen Überzuckerung nach dem Essen Rechnung getragen wird. Andererseits ist es aber nicht gerade kooperationsfördernd, wenn man dicken Patienten bei einer 1000-Kalorien-Diät sechs Mahlzeiten verordnet und sich dann wundert, dass sie bei diesen „Spatzenportionen“ letztlich doch wieder über die Stränge schlagen. Auch gibt es Hinweise darauf, dass das Sättigungsverhalten durch die immer wieder zugeführten Nahrungsmittel negativ, das heißt im Sinne eines verstärkten Appetits, beeinflusst wird. Viele kleine Mahlzeiten kommen am ehesten in Betracht bei Diabetikern, die ein oder zwei Mal am Tag Mischinsulin spritzen und die durch die immer wiederkehrende Kohlehydratzufuhr der Unterzuckerneigung entgegenwirken müssen.

Wie sieht es aus beim Thema Ernährung beim Typ-1-Diabetiker, zu denen auch Thomas Fuchsberger gehört? Natürlich drängt sich zunächst die Feststellung auf, dass die meisten Typ-1-Diabetiker bei der Feststellung der Zuckerkrankheit unter- oder normalgewichtig sind, und dass deswegen das so dringende Gebot der kalorienknappen Kost, wie wir sie beim Typ-2-Diabetiker befolgen, nicht in Betracht kommt. Dabei wird oft übersehen: Auch der Typ-1-Diabetiker ist, wie alle Menschen, vor allem in den entwickelten Ländern, durch erhöhte Nahrungszufuhr (überkalorische Ernährung) auf die Dauer gefährdet, übergewichtig zu werden. Dies gilt umso mehr, als die Insulintherapie mit ihrem die Fettbildung fördernden und unter Umständen Unterzucker bewirkenden Eigenschaften der fehlenden Gewichtskonstanz abträglich ist.

Das heißt, das ständige „Anessen“ gegen Unterzuckerung durch vemehrte Nahrungszufuhr muss früher oder später zum Übergewicht führen, da das Insulin – trotzdem das unbestritten wichtigste Medikament in der Diabetesbehandlung – die Nährstoffe gleichsam ins Fettgewebe treibt und damit zum Übergewicht beiträgt. Eine kaloriengerechte Kost – sicherlich auf liberalisierter Basis – ist also auch für den Typ-1-Diabetiker unbedingt anzustreben, da die Kombination zwischen diesem Diabetestyp und einem Übergewicht ebenfalls – wie beim Typ-2-Diabetes – von Nachteil ist.

Noch auf einen „Nährstoff“ sei kurz eingegangen, auf den Alkohol. Zwar hat sich zeigen lassen – und darüber habe ich oben berichtet –, dass kleine Mengen Alkohol unter Umständen nicht ungünstig sind, zum Beispiel auch im Hinblick auf die bessere Durchblutung der Herzkranzgefäße und hinsichtlich bestimmter Blutfettwerte. Andererseits bringt aber diese Zufuhr von Alkohol immer das Risiko einer vermehrten Kalorienzufuhr mit sich, da der Kaloriengehalt des Alkohols zwischen dem Kaloriengehalt des Fettes und der Kohlehydrate angesiedelt ist, also als relativ hoch zu veranschlagen ist. Darüber hinaus ist natürlich Alkohol in jeder Menge abzulehnen bei vorhandenen Leberschäden und bei Nervenstörungen, abgesehen davon, dass große Alkoholmengen sowieso für jedermann schädlich sind.

„Kunst-Insuline" – ein Fortschritt in der Therapie

Die Akzente bei der Ernährungs- und Insulintherapie können heute ganz anders gesetzt werden als früher. Während man früher essen musste, um der Wirkung und den Nebenwirkungen des gespritzten Insulins zu entsprechen, ist es heute bekanntlich genau umgekehrt. Wir richten uns mit dem zu spritzenden Insulin nach dem Nahrungsangebot, das allerdings – und dies sei noch einmal betont – insgesamt gesehen einer kaloriengerechten Ernährung mit Gewichtskonstanz entsprechen sollte. Gerade die aus dem üblichen Insulin entwickelten Insulin-Analoga („Kunst-Insuline") sind eine wichtige Hilfe besonders für ganz junge und ganz alte Patienten: Gelingt es doch bei diesen Patienten, die im Elternhaus oder im Altenheim die angebotenen Mahlzeiten nicht oder nicht vollständig zu sich nehmen, durch die sogenannte intensivierte Therapie mit sehr kurz wirkenden Insulin-Analoga, gegebenenfalls gespritzt *nach* dem Essen, auf die Besonderheiten des Stoffwechsels in natürlicher Weise einzugehen, der durch die Nahrungsverweigerung bei voller Insulindosis erheblich gestört wäre. Im Übrigen gilt auch für den Typ-1-Diabetiker das, was oben ausgeführt wurde, nämlich die Betonung der mediterranen Kost und eine gewisse Toleranz gegenüber der Zufuhr von gewöhnlichem Zucker.

Am Ende dieses Abschnitts sei noch eine wichtige Anmerkung gemacht: Wir verdanken es den Psychologen unter den Diabeteskennern, dass die Ernährungsberatung, wie überhaupt die Schulung unserer Patienten, im Sinne eines „Empowerments" (Ermutigung zur Mitarbeit) stattfindet. Dies bedeutet also, dass wir nicht mit Verboten und unnötigen Restriktionen arbeiten, sondern die Patienten in das Behandlungsgeschehen einbinden, an ihren guten Willen appellieren und sie zur positiven Mitarbeit auffordern. Diät noch zeitgemäß? Sagen wir lieber, die Ernährungsbehandlung des Typ-1- und Typ-2-Diabetikers – wie im Übrigen auch Ernährungsmaßnahmen zur Vorbeugung des manifesten Diabetes bei Prädiabetikern – sind unentbehrlich und aktueller denn je.

Fluch und Segen der Tablettenbehandlung

Wegweisend ist der Satz eines alten deutschen Diabetologen gewesen, der vor der „Therapie der Bequemlichkeit" warnte und damit die Tablettentherapie meinte, die aufgrund der gemessenen Blutzucker- und HbA1c-Werte eigentlich längst einer Insulinbehandlung hätte weichen sollen. Es ist zu bedenken, dass diese Problematik nur für den Typ-2-Diabetes gilt, da Typ-1-Diabetiker von vornherein auf Insulin eingestellt werden. Was gibt es für Nachteile dieser Tabletten, was entspricht also einem „Fluch" der Tablettenbehandlung? Hier stehen zweifellos die Nebenwirkungen und die Gegenanzeigen der verschiedenen Substanzen im Vordergrund.

Die sogenannten Biguanide kamen nach ihrer Entdeckung in den zwanziger Jahren des vorigen Jahrhunderts erst spät in den fünfziger Jahren zum klinischen Einsatz. Vor allem für Phenformin und Buformin hatte aber zu gelten, dass sie neben Magen-Darm-Nebenwirkungen bei ungenügender Beachtung des Vorliegens eines Nierenschadens vermehrt zu einem gefährlichen, ja tödlichen Krankheitsbild (Laktazidose) führten. Deshalb verschwanden beide Biguanide in den siebziger Jahren wieder vom Markt, während das besser verträgliche Metformin (zum Beispiel Glucophage) den Ärzten erhalten blieb.

Die Nachteile der Sulfonylharnstoffe, insbesondere des Glibenclamids (zum Beispiel Euglucon) liegen in gelegentlich schweren, ja mitunter tödlichen Unterzuckerungen, die von verschiedenen Autoren mitgeteilt wurden. Hinzu kommt, dass bei Übergewichtigen die Gewichtszunahme weiter verstärkt wird. Die sogenannten Alpha-Glucosidasehemmer (zum Beispiel Glucobay), die die Aufdauung der Kohlehydrate im Darm verzögern, senken den Blutzucker zwar verlässlich, wenn auch nicht allzu stark, haben aber als besonderen Nachteil wiederum Darm-Nebenwirkungen, vor allem Blähungen, aufzuweisen. Glinide (Starlix bzw. NovoNorm) sind mit ihrer schnellen und nur kurzen insulinanregenden Wirkung weniger gefährlich im Hinblick auf Unterzuckerung und Gewichtszunahme als die Sulfonylharnstoffe, von denen Glimepirid (zum Beispiel Amaryl) günstiger als Glibenclamid wirkt. Für die Glitazone (Avandia, Actos) gilt, dass immer wieder von einer Verschlechterung der Herzsituation bei bestimmten Patienten berichtet wird. Auch traten in Langzeitstudien vermehrt neue, allerdings nicht tödliche Fälle von mäßigem Herzversagen auf. Im Übrigen bereitet die Gewichtszunahme – mit einer deutlichen Wassereinlagerung – bei manchen Patienten Probleme. Das vermehrte Auftreten von Knochenbrüchen bei Frauen unter der Therapie mit diesen Glitazonen bedarf noch einer weiteren Abklärung. Lediglich für die sogenannten DPP-4-Inhibitoren oder -Hemmer – und hier das zunächst in den Handel gekommene Sitagliptin (Januvia) – lassen sich weder schwerwiegende Gegenanzeigen noch ernst zu nehmende Nebenwirkungen feststellen.

Tabletten: Mehr Vorteile als Nachteile

Nach diesem zunächst negativen Szenario mag es verwunderlich erscheinen, dass ich mich trotzdem zu dem abschließenden Statement englischer Autoren der größten Studie bei Typ-2-Diabetikern (bei 5 000 Patienten), der UKPDS-Studie, bekenne, die da sagen: „It is reasonable to start with oral agents", also, es ist vernünftig, die Behandlung des Typ-2-Diabetes mit Tabletten zu beginnen (allerdings nach dem Versuch einer alleinigen Ernährungsbehandlung und nur wenn die Blutzuckereinstellung ausreichend ist). Oft wird nämlich dabei vergessen, dass die Autoren ihre Aussage nur gelten lassen, wenn die Einstellung mit Tabletten wirklich zufriedenstellend ist. Andernfalls muss, wie gesagt, auf Insulin übergegangen werden.

Was gehört aber zum „Segen" der oralen Antidiabetika? Metformin, also zum Beispiel Glucophage, war der Gewinner einer großen Untersuchungsreihe, der erwähnten UKPDS-Studie. Es konnte signifikant die Todesrate und die Quote an Herzinfarkten bei den geprüften übergewichtigen Typ-2-Diabetikern senken. Für die Glinide und Glucobay gilt, dass sie ideale Substanzen sind, um der gefürchteten Überzuckerung nach den Mahlzeiten entgegenzuwirken. Die Vorteile der Glitazone (Avandia, Actos) liegen einmal in der fehlenden Unterzuckergefahr und zum anderen, dass sie zusätzlich zu ihrem deutlichen und andauernden blutzuckersenkenden Effekt auch verschiedene Risikofaktoren der Arteriosklerose günstig beeinflussen. Neue Ergebnisse, die nicht unwidersprochen blieben und im Gegensatz zu anderen Befunden stehen, ließen allerdings für Avandia eine vermehrte Infarktrate erkennen. Hier müssen weitere Untersuchungen abgewartet werden.

Für die DPP-4-Inhibitoren gilt, dass diese Substanzen offenbar keine Nachteile, dafür aber wichtige Vorteile haben. Mit diesen Substanzen wird der Abbau eines für den Stoffwechsel des Diabetikers sehr erwünschten körpereigenen Hormons, des sogenannten GLP-1, nach der Verabreichung eines DPP-4-Hemmers (z. B. Januvia) verzögert, sodass GLP-1, was sonst sehr schnell abgebaut würde, seine günstigen Wirkungen entfalten kann. So wurde unter Januvia und auch unter Vildagliptin gezeigt, dass die Anregung der Insulin-Sekretion nur bedarfsgerecht, also gleichsam auf natürliche Weise erfolgt, nämlich nur dann, wenn eine Überzuckerung besteht. Unterzuckerungen – wie bei den Sulfonylharnstoffen – sind dadurch praktisch ausgeschlossen. Zum anderen wirken diese Substanzen aber nicht nur insulinsekretionsanregend, sondern auch in anderer Weise, indem es die Sekretion von Glucagon, einem blutzuckersteigernden Hormon der Bauchspeicheldrüse, vermindert. Interessant sind schließlich tierexperimentelle Befunde, wonach es nach Gabe dieser DPP-4-Inhibitoren zu einer Verminderung des Absterbens der insulinproduzierenden Beta-Zellen kommt, wie wir es beim Typ-2-Diabetes im Laufe der Jahre sonst in typischer Weise beobachten.

Wie im Fußball: Sinnvolle Kombination ist wichtig!

Die Kombinationsbehandlung mit Tabletten ist genauso wichtig geworden wie die kombinierte Therapie mit blutdrucksenkenden Mitteln. Wir haben 1958 als Erste die Kombination von Sulfonylharnstoffen mit Biguaniden (damals Tolbutamid und Buformin) beschrieben. Sehr gut bewährt hat sich die Kombination eines Glitazons mit Metformin, da sich beide Substanzen im Wirkungsmechanismus ergänzen: Metformin bremst die Zuckerneubildung in der Leber, während die Glitazone an Leber, Fettgewebe und Muskulatur ihren günstigen, die Insulin-Resistenz vermindernden Effekt entfalten.

Vielversprechend ist die gemeinsame Verabreichung von DPP-4-Inhibitoren und Metformin. Hier muss man bedenken, dass das zur Tablette der ersten Wahl reüssierte Metformin in einer Kombination verabreicht werden kann, die in idealer Weise die starke Hemmung der Zuckerneubildung durch das Biguanid mit der insulinanregenden Wirkung der DPP-4-Inhibitoren (ohne Unterzuckerungsgefahr!) vereint.

Nur der Vollständigkeit halber sei erwähnt, dass verschiedene Tabletten auch in der Kombination mit Insulin große Bedeutung haben.

„Fluch und Segen" der Tabletten wurden kurz dargestellt. Wenn es gelingt, die Nebenwirkungen der Tabletten zu verringern (zum Beispiel durch eine Kombinationstherapie), wenn die Aufmerksamkeit in Hinblick auf Gegenanzeigen geschärft bleibt – zum Beispiel Nierenschäden bei Metformin-Therapie –, und wenn darauf geachtet wird, dass die Tablettentherapie nicht im obigen Sinne eine Therapie der Bequemlichkeit ist, dann wird die Tablettenbehandlung des Typ-2-Diabetes, und nur diese Diabetesform kommt für Tabletten in Betracht, für Patienten und ihre Ärzte weiterhin von großem Nutzen sein.

Das Wundermittel Insulin

Das „Wundermittel Insulin" hat im Laufe der Jahre als lebenswichtiges Hormon verschiedene Entwicklungen mitgemacht. Insulin ist tatsächlich ein Wundermittel, einmal weil seine Einführung in die Behandlung von Diabetikern nur wenige Monate nach der oben erwähnten wegweisenden Entdeckung von Banting und Best, die das Insulin in eine injizierbare Form brachten, stattfand (1921 bis 22).

Ähnliches ist heute kaum noch vorstellbar, wenn man bedenkt, wie lange die Zulassungsverfahren für neue Medikamente dauern. Zum Zweiten zeigt sich aber das Wunder Insulin auch daran, dass es praktisch das einzige Medikament ist, welches eine so lange Zeit in der Geschichte der Medizin überdauert hat und an Bedeutung sogar noch zunehmen konnte. Vor 85 Jahren, also im Januar 1922, wurde bereits der erste Patient mit Insulin behandelt!

Der dritte und wichtigste Grund für das Wunder Insulin zeigt sich täglich in Klinik und Praxis. Gelingt es doch durch den rechtzeitigen und richtigen Einsatz dieses Hormons, die Typ-1-Diabetiker an einem lebenswerten Leben zu erhalten – so auch unseren Thomas Fuchsberger – und auch bei Typ-2-Diabetikern, die nicht mehr ausreichend auf Ernährungs- und Tablettentherapie ansprechen, lebensverlängernd zu wirken. Hierfür sprechen die ständigen Erfahrungen, die Diabetesärzte in aller Welt gemacht haben, wenn sie das Wundermittel Insulin ausgetrockneten ketoazidotischen Patienten verabreicht haben und sie damit quasi ins Leben zurückholen. In einem witzigen Artikel hat ein amerikanischer Autor vor Jahren darauf hingewiesen, dass heutzutage das „Fremdeiweiß Insulin" mit seinen gefährlichen, mitunter tödlichen Unterzuckerungen kaum die Chance hätte, von der amerikanischen Zulassungsbehörde FDA – und von allen Zulassungsbehörden weltweit – für die Diabetesbehandlung zugelassen zu werden ...!

Das Insulin muss bis heute gespritzt werden, wofür als Injektionsstellen in erster Linie das Fettgewebe der

Bauchhaut oder des Oberschenkels in Betracht kommen. Sogenannte „Pens“ als Spritzhilfe dominieren in der Selbstbehandlung.

In den dreißiger Jahren des vorigen Jahrhunderts kam es zur Periode der Entwicklung verschiedener Depot- oder Verzögerungs-Insuline. Nachträglich muss man sich die ketzerische Frage stellen, ob diese Entwicklung, die für den Patienten zunächst zweifellos eine zusätzliche Bequemlichkeit mit sich brachte, insgesamt gesehen wirklich einen Vorteil in der Diabetesbehandlung bedeutete. Natürlich konnte man statt vieler Normal-Insulininjektionen (früher Alt-Insulin genannt) nun ein oder zwei Mal Depot-Insulin spritzen. Wie wir aber seit der Einführung der sogenannten intensivierten Therapie mit drei bis fünf Spritzen kurz wirkenden Insulins und einem lang wirkenden Insulin wissen, ist es gerade diese intensive Therapie mit mehrfachen Injektionen kurz wirkender Insuline, die die angestrebten normnahen Blutzuckerwerte ermöglicht. Hier stehen sie in einem gewissen Gegensatz zur Anwendung der doch eher träge wirkenden Depot-Insuline.

Viele Köche haben *nicht* den Brei verdorben!

Ein Wort noch zur weiteren Geschichte des Insulins: 1955 beschrieben Levine und Goldstein die Membrantherapie der Insulinwirkung, wonach Insulin wie ein Schlüssel im Schloss der Zelle wirkt und das Tor zum Zellinneren für den Traubenzucker aus dem Blut aufschließt. 1960 kam es zur Analyse der Struktur des menschlichen Insulins, und 1964 gelang – unabhängig voneinander – deutschen, amerikanischen und chinesischen Arbeitsgruppen die Totalsynthese des Insulins.

Erwähnt werden muss auch der Befund aus dem Jahr 1967, als Steiner die Biosynthese des Hormons mit einer Vorform des Insulins, dem Proinsulin, entdeckte. 1976 wurde die erste chemische Semisynthese des Human-Insulins aus Schweine-Insulin beschrieben, während drei Jahre später die gentechnologische Vollsynthese des Human-Insulins erfolgte (siehe oben): Colibakterien oder Hefen wurden durch gentechnische Manipulation veranlasst, Insulin zu produzieren, ein weiteres Wunder in der Erforschung dieses so bedeutsamen Hormons!

Schon im Jahr 1982 kam es dann zur Einführung des Human-Insulins in die Diabetes-Behandlung, wie erwähnt. Die Geschichte des Insulins wäre nicht vollständig, wenn man nicht noch einmal an die Synthese von sogenannten Insulin-Analoga erinnern würde, die in den letzten Jahren durch besonders kurz wirkende Insuline sowie durch besonders lang wirkende Hormonpräparationen vollzogen wurde. Gelingt es doch auf diese Weise bei den kurz wirkenden Insulinen (Humalog, Novorapid, Apidra) den lästigen Spritz-Ess-Abstand wegzulassen und im Übrigen ganz offensichtlich die Unterzuckerrate und die Gewichtszunahme zu reduzieren.

Ähnliches gilt für die lang wirkenden Insuline (Lantus, Levemir), die kontinuierlich bis zu 24 Stunden eine anhaltende gleichmäßige Wirkung ausüben, wie es bisher bei den bis dahin üblichen NPH-Human-Insulinen mit ihrem speziellen, eher unerwünschten Wirkungsgipfel nicht möglich war. Die Insulin-Analoga haben also weltweit einen Siegeszug sondersgleichen angetreten, da die Vorteile dieser Präparate evident sind. Die betrüblichen Grabenkämpfe, die Deutschland im Zusammenhang mit den Analoga – hierzulande übrigens wesentlich seltener verordnet werden als im Ausland –

stattfanden, sollen jetzt nicht Gegenstand der Diskussion sein. Betrüblich ist es aber, wenn Behörden die Vorteile neuer Medikamente ignorieren, nur weil sie etwas oder deutlich teurer sind als die herkömmlichen Präparate.

Wann welche Therapie?

Im Hinblick auf die Indikationen für die Insulinbehandlung hat man heutzutage klare Vorstellungen. Ohne Zweifel ist das Insulin – gegeben in der oben beschriebenen intensivierten Form mit Mehrfach-Injektionen beziehungsweise durch die Insulinpumpe – die allein gültige Therapie des Typ-1-Diabetes. So behandelt auch Thomas Fuchsberger, wie wir hörten, seine Zuckerkrankheit. Ergänzt werden die Erfolge der Hormonbehandlung allenfalls durch eine gewisse Ernährungstherapie, die vor allem darauf abzielen soll, dass die Typ-1-Diabetiker unter der Insulintherapie und einer überkalorischen Ernährung nicht an Gewicht zunehmen. Eine wenn auch liberalisierte, aber doch kaloriengerechte Kost gilt also – wie oben ausgeführt – auch für den Typ-1-Diabetiker.

Es hieße Eulen nach Athen tragen, wenn man an dieser Stelle auf den besonderen Wert der Ernährungs- und Bewegungstherapie beim Typ-2-Diabetes erneut verweisen würde. Natürlich ist diese die Grundlage der Behandlung bei den zumeist übergewichtigen bewegungsarmen älteren Menschen, von denen viel zu wenige mit dieser wichtigsten Therapieform allein behandelt werden. Dieses Manko hat im Wesentlichen zwei Gründe: einmal die zunehmende mangelnde Kooperationsbereitschaft der Patienten im Laufe der Jahre und zum anderen das Fortschreiten des Typ-2-Diabetes, das sich besonders am Nachlassen der körpereigenen Insulinproduktion zeigt. Deswegen ist es nicht verwunderlich, dass die Typ-2-Diabetiker, je länger sie leben, immer mehr der Insulinbehandlung zusteuern.

Nach anfänglicher alleiniger Ernährungs- und Bewegungstherapie und dann dem Einsatz von Tabletten in Mono- oder Kombinationstherapie kommt schließlich die Insulintherapie auch beim Typ-2-Diabetiker zu ihrem Recht. Typ-2-Diabetiker spritzen insgesamt gesehen wesentlich mehr Insulin als Typ-1-Diabetiker, was auf drei Gründen beruht: Einmal sind eben nur 5 bis 10 Prozent unter den Zuckerkranken Typ-1-Diabetiker, und zum anderen werden Diabetiker immer älter, sodass sie ihre Insulinbedürftigkeit öfter erleben. Als dritten Grund schließlich muss man die Insulin-Resistenz des Typ-2-Diabetikers bedenken, die dazu führt, dass sehr hohe Dosen – im Vergleich zum Typ-1-Diabetes – zur Normalisierung der Stoffwechsellage benötigt werden (im Durchschnitt etwa 70 Einheiten täglich).

Natürlich stellt man sich die Frage, was die Zukunft bringen wird. Inhalierbare Insuline sind ein erster Schritt, obwohl diese Präparate, die in wesentlich höherer Dosierung verabreicht werden müssen, ihre Langzeitbewährung erst noch bestehen müssen. Ob eine Perfektionierung der Inselzelltransplantation als Standard-Behandlungsverfahren gelingt, ist fraglich. Die Gießener Gruppe von Bretzel hat hier Pionierarbeit geleistet.

„Wer glaubt denn heutzutage überhaupt noch an Wunder?" Diese zum Teil resignierende, zum Teil spöttische Bemerkung ist immer wieder zu hören. Im Zusammenhang mit dem injizierbaren Insulin in der Therapie des Diabetes kann man aber wirklich von einem Wunder sprechen. Thomas Fuchsberger hat uns dies im Interview eindringlich geschildert, auch wenn wir vor allem die Problematik der Unterzuckerungen bei der gewünschten scharfen Diabetes-Einstellung nicht unterschätzen dürfen. Dennoch darf man deswegen keinesfalls die Flinte ins Korn werfen und auf eine gute Führung des Stoffwechsels verzichten!

Diabetische Folgeschäden – ein trauriges Kapitel

Bei den diabetischen Folgeschäden ist zwischen einer spezifischen diabetischen Erkrankung der kleinen Gefäße (Netzhauterkrankung, Nierenerkrankung) und der Erkrankung der großen Gefäße (Arteriosklerose) zu unterscheiden. Eine Vorsorge (Prävention) der diabetischen Stoffwechselstörung selbst beinhaltet zugleich eine Vorsorge gegenüber den Folgeschäden, da sich sonst die Stoffwechselstörungen des Diabetes nachteilig auf die Gefäße auswirken können. Wenn es also gelingt, im prädiabetischen Stadium übergewichtige Personen zur Abmagerung zu bringen, sodass sich der Diabetes nicht manifestiert, tut man damit natürlich auch Entscheidendes gegen die diabetischen Folgeschäden, die sich sonst nach Ausbruch der Erkrankung entwickeln würden. Im Übrigen kommt es durch die Bekämpfung von hohem Blutdruck, Blutfetterhöhung und Gerinnungsstörungen sowie ganz besonders durch eine Reduzierung von Übergewicht und durch körperliche Bewegung dazu, dass man vorsorgend und zugleich therapeutisch einwirken kann.

Grundsätzlich unterscheiden sich die Folgeschäden vom Typ-1- und Typ-2-Diabetes in qualitativer und quantitativer Hinsicht nur wenig. So kann von einer allein beim Typ-1-Diabetes auftretenden Erkrankung der kleinen Gefäße (Mikroangiopathie) – wie früher immer wieder angenommen wurde – keine Rede sein. Die diabetische Netzhauterkrankung (Retinopathie) ist bei beiden Diabetestypen annähernd gleich häufig. Lediglich die gefährliche sogenannte proliferative Form der Netzhauterkrankung wird bei Typ-1-Diabetikern weitaus häufiger beobachtet, während bei Typ-2-Diabetikern besonders die Makulopathie (Erkrankung der Netzhaut am Punkt des schärfsten Sehens) von Wichtigkeit ist.

Auch die Nierenerkrankung (Nephropathie) ist beim Typ-2-Diabetes infolge längerer Lebenserwartung dieser Patienten in ständiger Zunahme begriffen. Die Zahl der dialysepflichtigen Typ-2-Diabetiker wächst ständig. Etwa 40 Prozent der Typ-1-Diabetiker entwickeln nach 15 Jahren Diabetesdauer eine spezifische Nierenerkrankung. Mit 15 Prozent Vorkommen ist dieses Risiko bei Typ-2-Diabetikern wohl geringer, dennoch ist ihre absolute Zahl unter den Dialysepatienten – wegen des insgesamt gesehen weitaus häufigeren Typ-2-Diabetes – inzwischen höher als die der Typ-1-Diabetiker.

Welche Gefäße sind noch betroffen?

Während die Mikroangiopathie (vor allem die erwähnte Retinopathie und die Nephropathie), wie gesagt, diabetesspezifisch ist, entspricht die Makroangiopathie (Arteriosklerose) bei Diabetes weitgehend der Arteriosklerose von Nicht-Diabetikern. Die Makroangiopathie tritt bei Diabetikern allerdings früher auf, schreitet schneller fort, und erreicht oft – nicht selten bedingt durch weitere Risikofaktoren – ein ungewöhnliches Ausmaß. Sie ist überdies an den Extremitäten, vor allen an den Beinen, mehr peripher lokalisiert, imponiert vornehmlich als eine Verkalkung der mittleren

Gefäßschichten und befällt beide Geschlechter in gleicher Weise. Letzteres ist wichtig, weil ja die „übliche" Arteriosklerose bei Nicht-Diabetikern in früheren Jahren wesentlich häufiger das männliche Geschlecht als die Frauen betrifft.

Die Bedeutung des Typ-2-Diabetes für die Entstehung der Herzkranzgefäß-Erkrankung geht aus der wegweisenden Studie von Haffner hervor. Dabei zeigte sich, dass Diabetiker ohne vorangegangenen Herzinfarkt das gleiche Risiko haben, einen Infarkt zu entwickeln, wie Nicht-Diabetiker, die bereits einen Herzinfarkt durchgemacht hatten. Das Herzkranzgefäß-Risiko für Diabetiker ist also als solches gleich groß wie das Risiko für einen erneuten Infarkt nach bereits durchgemachtem Herzinfarkt bei Menschen ohne Diabetes. Die weitaus meisten Infarkte verzeichneten allerdings Diabetiker nach bereits überstandenem ersten Infarkt.

Neben der diabetesspezifischen Retinopathie und Nephropathie sieht man natürlich auch Gefäßveränderungen an anderen Organen, die aber offensichtlich nicht so bedeutsam sind wie die Veränderungen an Auge und Niere. Anders ist es bei der Arteriosklerose, das heißt also bei der Makroangiopathie bei Diabetikern. Typ-2-Diabetiker haben häufig bereits bei der Manifestation der Zuckerkrankheit – wie bereits erwähnt – makroangiopathische Veränderungen aufzuweisen, was mit den Risikofaktoren des oben beschriebenen Metabolischen Syndroms (Insulin-Resistenz, Bauchfettsucht, Hochdruck, Blutfett- und Gerinnungsstörungen) erklärt wird. Natürlich ergibt sich daraus ein buntes Bild der verschiedenen bevorzugt befallenen Gefäßgebiete. Interessant ist, dass die Nephropathie im ursprünglichen Sinne eigentlich eine Mischform von Erkrankungen der kleinen Nierengefäße, der Arteriosklerose der Nierengefäße und bakterieller Nierenentzündungen darstellt, während sie im jetzigen Sprachgebrauch aber fast deckungsgleich mit der Erkrankung der kleinen Gefäße (Glomerulosklerose) bezeichnet wird.

Ein ähnliches Mischbild ergibt sich für den so gefürchteten diabetischen Fuß. Hier spielt die diabetische Nervenerkrankung eine maßgebliche Rolle, von der angenommen wird, dass zumindest ein Teil auch gefäßbedingt ist, das heißt, durch eine Mikroangiopathie der Gefäßnerven hervorgerufen wird. Natürlich spielt beim diabetischen Fuß auch die Verengung der großen Beinarterien eine Rolle, deren Prognose bei Diabetikern ungünstiger ist als bei Nicht-Diabetikern. Hinzu kommen unter Umständen eine sogenannte funktionelle Mikroangiopathie – wobei es noch nicht zu anatomisch fassbaren Veränderungen der kleinen Gefäße kommt – und vor allem eine Infektionsneigung beim schlecht eingestellten Diabetes.

Wann gelten Vorsorgemaßnahmen?

Bei der Prävention, also der Vorsorge, ist zu unterscheiden zwischen der Prävention der diabetischen Stoffwechselstörung selbst (siehe oben), der Primärprävention von Mikro- und Makroangiopathie sowie Neuropathie, der Sekundärprävention von Mikro- und Makroangiopathie sowie Neuropathie, sowie der Tertiärprävention dieser Folgeschäden. Was hat das im Einzelnen zu bedeuten?

Natürlich kann man – um einen Diabetes überhaupt zu vermeiden (Primärprävention) – generell eugenische Maßnahmen bei der Erbkrankheit Typ-1- und Typ-2-Diabetes diskutieren, was sich zum Beispiel auf ein Abraten vom Kinderwunsch beziehen könnte. Dies wird man aber in der Regel nicht tun, da die erbliche Durchschlagskraft – vor allem, wie gesagt, des Typ-1-Diabetes – sehr gering ist. (Wenn eine Frau einen Typ-1-Diabetes hat, liegt die Wahrscheinlichkeit, dass ein Kind – gezeugt mit einem nicht-diabetischen Partner – bis zum 18. Lebensjahr einen Typ-1-Diabetes entwickelt, nur bei 1 bis 2 Prozent, bei einem männlichen Typ-1-diabetischen Partner einer Nicht-Diabetikerin sind die Zahlen interessanterweise doppelt so hoch!)

Die Gentherapie sei hier nur kurz erwähnt. Ihre Verifizierung steht noch in den Sternen. Besser schien es ursprünglich auszusehen mit der immunsuppressiven, das heißt, die Immunreaktion unterdrückenden Behandlung des Typ-1-Diabetes in der prädiabetischen Phase, zumal diese Autoimmunerkrankung (siehe oben) durch die Bestimmung von „Autoimmunmarkern“ im Blut vorzeitig vermutet werden kann. Die diesbezüglichen Untersuchungen sowie andere Studien haben aber letztlich doch enttäuscht. Aufgrund von wegweisenden Untersuchungen von Frau Prof. Ziegler (Diabeteszentrum am Krankenhaus München-Schwabing) kann man sagen, dass gemäß neuerer Befunde eine frühzeitige glutenreiche zugefütterte Kost bei Säuglingen mit Typ-1-diabetischer familiärer Belastung zu einer rascheren Manifestation des Typ-1-Diabetes des Kindes führen kann, das heißt umgekehrt, dass längeres Stillen eine gewisse Prävention gegenüber dieser Autoimmunerkrankung bewirkt. Endlich ein Fortschritt in dem Bemühen um eine Prävention des Typ-1-Diabetes! Die Klinik, in der der Diabetes von Thomas Fuchsberger behandelt wurde, hat nach wie vor eine Spitzenposition in der Patientenbetreuung und in der Forschung inne.

Völlig andere Verhältnisse liegen beim Typ-2-Diabetes vor; hier hat man mit der Normalisierung des Körpergewichts und der körperlichen Tätigkeit in der prädiabetischen Phase wichtige Möglichkeiten, dem Typ-2-Diabetes vorzubeugen. Diese Überlegungen spielen auch im Hinblick auf die Prävention der Folgeschäden eine Rolle, da natürlich eine Verhinderung oder Verzögerung der Diabetesmanifestation mit dem Wegfall der schädlichen Überzuckerung und anderer Stoffwechselstörungen gleichzeitig eine Vorbeugungsmaßnahme gegenüber den Gefäßkomplikationen bedeuten würde.

Vorsorge auch und gerade bei Gefäßschäden

Bei der Primärprävention der Gefäßschäden wie auch der Neuropathie, also der diabetischen Nervenerkrankung, steht die exakte Diabeteseinstellung ganz im Vordergrund. Wie zum Beispiel die Ergebnisse einer amerikanischen 10-Jahres-Studie (DCCT) bei über 1400 Patienten gezeigt haben, kommt es mit einer intensivierten Insulintherapie und deutlich verbesserten HbA1c-Werten („Langzeit-Blutzucker") im Vergleich zu einer Kontrollgruppe mit Misch-Insulintherapie zu einer drastischen Reduzierung von Retinopathie, Nephropathie und Neuropathie. Ähnliche Befunde wurden auch für den Typ-2-Diabetes im Rahmen der UKPDS-Studie (siehe oben) erhoben. Gleiches gilt – gerade im Hinblick auf letztere Studie – für die Normalisierung des Blutdrucks, die sowohl für die Mikro- als auch für die Makroangiopathie von großer Bedeutung ist. Die Normalisierung der Blutfettwerte ist außerdem für die Reduzierung arteriosklerotischer Veränderungen verantwortlich: Gilt es doch, die schädliche „Lipid-Trias" des Diabetikers – niedrige HDL-Cholesterinwerte, hohe Triglyzeride, erhöhte, besonders gefäßaggressive LDL-Cholesterinpartikel – zu minimieren.

Immer wieder wird auch das Rauchen als Risikofaktor zu wenig beachtet und unterschätzt. Dabei spielt das inhalierende Rauchen nicht nur eine nachteilige Rolle für die Makroangiopathie, sondern, wie man jetzt weiß, auch für die Erkrankung der kleinen Gefäße, das heißt für die Retinopathie und die Nephropathie. Ganz neue Befunde haben im Übrigen gezeigt, dass chronische Kettenraucher eine Nephropathie entwickeln können, die sich bei der Untersuchung des Nierengewebes von der angeblich diabetesspezifischen Glomerulosklerose nicht unterscheidet!

Die körperliche Tätigkeit ist gewiss von Vorteil für die Prävention und Therapie der Makroangiopathie, wie viele Studien gezeigt haben, bei denen durch regelmäßige körperliche Tätigkeit nicht nur die Diabetesmanifestationsrate, sondern vor allen Dingen die Quote der Herzinfarkte zurückging. Die Fußpflege schließlich vermag die Risiken des diabetischen Fußes zu verringern (siehe unten).

Unter der Sekundärprävention von Mikro- und Makroangiopathie sowie Neuropathie versteht man Vorsorgemaßnahmen, die erst bei bereits vorhandenen Schädigungen dieser Art einsetzen und das weitere Fortschreiten dieser Gefäß- und Nervenschäden verhindern sollen. Dabei bietet sich fast die gleiche Situation wie bei der Primärprävention. Allerdings kommen jetzt vermehrt medikamentöse Maßnahmen hinzu, die sich bei bereits vorhandener Makroangiopathie zum Beispiel gegen den hohen Blutdruck und gegen die Blutfettstörungen sowie bei der Neuropathie gegen schmerzhafte Zustände richten.

Die Tertiärprävention, also die Vorbeugung in dritter Hinsicht, stellt eine Art Bankrotterklärung der Diabetikerbetreuung dar, da hier nur noch eingreifende Methoden wie Dialyse oder Amputation zum Tragen kommen.

Aus dem Gesagten ergibt sich, dass Prävention und Therapie eng miteinander verzahnt sind, gelingt es doch mit entsprechenden primär- und sekundärpräventiven Maßnahmen zugleich, eine Therapie der Mikro- und Makroangiopathie sowie der Neuropathie zu betreiben. Auf verschiedene Studien, die in diesem Zusammenhang durchgeführt wurden, ist bereits hingewiesen worden. Hinzu kommt, dass neuerdings medikamentöse Ansätze geprüft werden, ob es – etwa mit Glitazonen (siehe oben) – gelingt, deren günstige Effekte auf Blutdruck, Eiweißausscheidung im Urin, Gefäßinnenwand, Blutfette etc. im präventiven Sinne auszunützen und der Entstehung vor allem arteriosklerotischer Schäden (Herzinfarkt, Schlaganfall) vorzubeugen.

Grundsätzlich hat ja zu gelten, dass die Makroangiopathie nicht nur – und das sogar eher weniger – durch die hohen Blutzuckerwerte nachteilig beeinflusst wird als vor allem durch die Blutfettstörungen und ganz besonders durch den hohen Blutdruck. Auch die Bauchfettsucht (Stammfettsucht, siehe oben) hat sich – im Gegensatz zur Hüftfettsucht – als besonders arterioskleroseferdernd erwiesen. Die Mikroangiopathie und übrigens auch die Neuropathie werden viel eher durch die Normalisierung der Blutglukosewerte günstig beeinflusst und weniger durch die genannten Risikofaktoren, die für die Arteriosklerose Gültigkeit haben.

Natürlich steht demnach ganz im Vordergrund aller therapeutischer Bestrebungen die Reduzierung des Übergewichts bei den zu 85 Prozent übergewichtigen Typ-2-Diabetikern und den nicht selten ebenfalls fettsüchtig gewordenen Typ-1-Diabetikern. Hier besteht die Möglichkeit, das diabetische Geschehen gleichsam zurückzuschrauben und durch eine kaloriengerechte Kost zusammen mit körperlicher Betätigung zu erreichen, dass sich die Stoffwechsellage bessert oder sogar normalisiert, und dass auch die Risikofaktoren der Makroangiopathie günstig beeinflusst werden. So nimmt es nicht wunder, dass zu Beginn aller präventivmedizinischen und therapeutischen Maßnahmen die erwähnte gründliche Schulung der Patienten stehen muss, um diese Therapieziele zu erreichen. Erfahrungsgemäß ist die Kooperationsbereitschaft der Patienten in diätetischer Hinsicht eher schlecht und lässt im Laufe des Diabetes auch noch nach (siehe oben). Andererseits darf man aber diese wichtigste und im Übrigen kostengünstigste Maßnahme nicht versäumen, wenn es darum geht, Prävention und Therapie bei Diabetikern zu betreiben.

Dass bei Typ-1-Diabetikern die Bedeutung der allein lebensrettenden Insulinbehandlung dominiert, sei auch an dieser Stelle ausdrücklich hervorgehoben. Im Übrigen haben wir im Kampf gegen die diabetischen Folgeschäden und im Kampfe für eine bessere Lebenserwartung und Lebensqualität unserer Patienten eine einzige, aber wirklich scharfe und wichtige Waffe, die rechtzeitige und richtige Behandlung der Diabetiker mit der Bekämpfung von hohem Blutzucker, veränderten Blutfettwerten und erhöhtem Blutdruck.

Potenzstörungen – leider nicht selten

Häufig treten bei diabetischen Männern auch Störungen der Sexualfunktion auf. Fast jeder zweite Diabetiker hat im Verlauf seiner Krankheit derartige Schwierigkeiten. Oft wird aus falsch verstandenem Schamgefühl der Arzt nicht zu Rate gezogen und der Betreffende quält sich mit Komplexen und Partnerproblemen. Dabei können Erektionsstörungen oft erfolgversprechend behandelt werden. Wiederum bildet die optimale Diabeteskontrolle hier eine unabdingbare Voraussetzung. Als medikamentöse Therapie können auch das Medikament Viagra oder ähnliche Substanzen infrage kommen. Über eine Verstärkung der Durchblutung des Penis kann die Erektionsschwäche damit behandelt werden. Bevor man das verschreibungspflichtige Medikament einnimmt, sollte man aber in jedem Fall mit dem Arzt sprechen, da in bestimmten Fällen Viagra gefährlich sein kann. Gegenanzeigen sind unter anderem schwere Herz-Kreislaufstörungen und die Einnahme von Nitro-Präparaten.

Positive Erfahrungen hat man auch gemacht mit verschiedenen Vakuumpumpen als Erektionshilfe und mit Einspritzungen in den Schwellkörper des männlichen Gliedes, die der Patient selbst einfach erlernen und durchführen kann. Bezüglich einer detaillierten Information und genauen Dosierung der Injektionslösung wendet man sich am besten an einen erfahrenen Urologen. Mit einer Art kleinen Pipette kann eine derartige Substanz im Übrigen auch in die Harnröhre, das heißt, ohne Spritze eingeführt werden, sodass es dadurch zur Auslösung einer Erektion kommt. Operative Verfahren zur Behebung der Impotenz sind jedenfalls kaum mehr nötig.

Der diabetische Fuß – ein großes Problem

Neben der besonderen Bedeutung des „diabetischen Fuß-Syndroms“ (DFS) soll noch auf die richtige Pflege der diabetischen Füße eingegangen werden. Zu Unrecht stellt man sich als Patient oft die Frage, was denn die Fußpflege mit dem Diabetes zu tun hat. Denn in sozioökonomischer Hinsicht sind gerade diese Fußschäden durch das diabetische Fuß-Syndrom von besonderer Bedeutung in Hinblick auf Lebensqualität und Lebenserwartung.

Wie schon oben erwähnt, sind die Nervenstörungen oft kombiniert mit Durchblutungsstörungen, wenn auch die diabetische Nervenerkrankung bis zu 70 Prozent bei der Entstehung des diabetischen Fußes Veranlassung gibt. Durchblutungsstörungen werden durch Schmerzen beim Gehen, zum Beispiel in den Waden, Füßen oder Oberschenkeln bemerkt. Diese Beschwerden bessern sich meist nach Stehenbleiben („Schaufenster-Krankheit" genannt, weil die Betroffenen beim Spaziergang wegen ihrer Schmerzen häufig – auch vor Schaufenstern – stehenbleiben, um auf diese Weise die Schmerzen abzuschwächen).

Neuropathiebedingte Gefühlsstörungen äußern sich durch Missempfindungen an den Zehen und Beinen. Besonders nachts und in der Wärme belästigen den Patienten ein taubes Gefühl, „Ameisenlaufen" und brennende oder stechende Schmerzen. Oft kommt es aber gleichsam zum Gegenteil, nämlich zu Störungen des Empfindens für Wärme, Kälte, Schmerz und Druck. Dies hat zur Folge, dass Verletzungen am Fuß oft wochenlang nicht wahrgenommen werden. „Es tut doch nicht weh, also kann es auch nicht schlimm sein" – so denken leider viele Patienten. Geradezu verhängnisvoll wirkt sich das aus, wenn gleichzeitig noch die Durchblutung eingeschränkt ist (siehe oben).

Wie kann man Fußverletzungen vorbeugen, die so oft der Ausgangspunkt für den diabetischen Fuß bis hin zum „Zuckerbrand" sind. Man sollte täglich Socken oder Strümpfe wechseln und auf ihren hohen Naturfasergehalt achten, außerdem sollten sie zur Desinfektion bei mindestens 60 Grad gewaschen werden. Beim Schuhkauf sollten breite, nicht zu flache, aber auch nicht zu hohe Schuhe angeschafft werden. Das Schuhwerk soll bequem und nicht zu eng sein. Man kauft die Schuhe am besten nachmittags, wenn die Füße etwas angeschwollen sind. Neue Schuhe sollten zunächst nur stundenweise getragen werden. Das Material sollte vorwiegend aus Leder und stabil sein.

Allen Sportlern sei ganz besondere Sorgfalt beim Schuhkauf empfohlen: Bei sportlicher Betätigung werden die Füße stärker belastet! Man soll sich also genügend Zeit nehmen, die richtigen Schuhe zu finden, denn die Freizeitgestaltung sollte zum Vergnügen und nicht zur Qual werden. Schuhe sind stets innen mit der Hand auf Unebenheiten zu überprüfen, um Verletzungen zu vermeiden. Bei Fußdeformierungen sind orthopädische Schuhe angezeigt. Man sollte nicht barfuß laufen, vor allem nicht in Hallenbädern und Hotelzimmern. Es besteht die Gefahr einer Fußpilzinfektion. Am Strand liegen Glasscherben, Seeigel, zerbrochene Muschelteile herum. Auch das sind Gefahrenquellen.

Tägliche Fußgymnastik und regelmäßige Bewegung fördern die Durchblutung. Bei Behandlung durch die Fußpflegerin unbedingt auf den Diabetes hinweisen! Waschen Sie die Füße täglich mit lauwarmem, ca. 37 °C warmem Seifenwasser, aber nur drei Minuten, damit die Haut nicht zu sehr aufweicht. Prüfen Sie die Wassertemperatur mit einem Thermometer. Die Füße *nicht* mit harten Bürsten bearbeiten! Man muss die Füße gut abtrocknen, besonders zwischen den Zehen. Die Hornhaut kann durch Abreiben mit Bimsstein oder mit einem batteriebetriebenen Hornhauthobel entfernt werden, keinesfalls darf man mit der Schere oder mit dem Skalpell auf die Hornhaut losgehen! Hornhautpartien sind mit sehr fetthaltiger Creme oder Salbe einzureiben, um Risse zu vermeiden. Diese Salben aber nicht zwischen die Zehen oder auf wunde Stellen bringen! Die Fußnägel sollen gerade abgezwickt und mit einer stumpfen Nagelfeile gerade abgefeilt werden und nur so weit gekürzt werden, dass sie mit dem Zehenrand abschließen.

Die wichtigste Vorbeugungsmaßnahme für Diabetiker ist es, Veränderungen an den Füßen rechtzeitig zu erkennen. Eine Fußkontrolle sollte also jeden Tag zum Programm eines Diabetikers zählen, so wie das Rasieren und das Zähneputzen. Wer aufgrund seiner Körperfülle seine Füße bei Lebzeiten nicht mehr zu Gesicht bekommt oder wegen einer Arthrose Schwierigkeiten hat, der soll einen Spiegel benutzen, den er auf dem Fußboden aufstellt, und mit dessen Hilfe man die so gefährdete Fußsohle optisch „abtasten" kann. Manche Sanitätshäuser führen zu diesem Zweck sehr praktische kleine Spiegel, die an einer längeren Stange montiert sind und die die Begutachtung der Fußsohle auf besonders einfache Weise erlauben.

Ganz wichtig: Bei allen Veränderungen an den Füßen, die man also regelmäßig kontrollieren soll, bei Blasen- oder Hühneraugenbildung, Geschwüren, Rötungen, Schwellungen sofort zum Hautarzt gehen. Nehmen Sie alle Veränderungen an Ihren Füßen sehr ernst. Keinesfalls sollen, wie gesagt, spitze Scheren oder Ähnliches zur Fußpflege verwendet werden. Zu heiße Fußbäder sind schädlich, ebenfalls einengende Socken, intensive Sonnenbäder, Hühnraugenpflaster, feuchte Umschläge – sofern sie nicht vom Arzt verordnet werden. Es gibt besondere Fußgymnastikprogramme für Diabetiker, die Ihre Füße fithalten. Machen Sie davon Gebrauch.

Kontrolluntersuchungen: Garantieschein für eine gute Zukunft

Welche Untersuchungen schützen vor Folgekrankheiten: bei jedem Arztbesuch Gewicht, Blutdruck, Blutzucker; viertel- bis halbjährlich Blutzucker, HbA1c-Wert, Eiweißausscheidung im Urin, Fußinspektion, die Frage nach dem Rauchen; halbjährliche Augenspiegelung, wenn der Diabetes schon länger als zehn Jahre besteht. Jährlich: augenärztliche Kontrolle, also Spiegelung des Augenhintergrunds (bei kürzer bestehendem Diabetes, sonst häufiger); Nierenfunktionstests (Eiweiß im Urin, Kreatinin), Untersuchung des peripheren Nervensystems, also der Nerven in Armen und Beinen, inklusive eines sogenannten Stimmgabeltests, der das Vibrationsempfinden an den Beinen verlässlich prüft, Untersuchung der Gefäße, unter Umständen mit Doppler-Untersuchung, Ruhe- und ggf. Belastungs-EKG sowie Herz-Echo, Blutfette: Cholesterin und Triglyzeride (die Zielwerte werden je nach individuellem Therapieziel festgelegt).

Von immenser Bedeutung ist die Blutzuckerselbstkontrolle bei Patienten mit Insulinbehandlung: Nur auf diese Weise ist es möglich, eine dauerhaft gute Stoffwechselkontrolle zu erzielen, Über- und vor allem auch Unterzuckerungen zu vermeiden und den diabetischen Folgeschäden vorzubeugen. Hervorragende Messgeräte stehen hier zur Verfügung. Mit sogenannten Stechhilfen kann weitgehend schmerzfrei ein Blutstropfen zur Selbstkontrolle gewonnen werden, wobei man den Stich nicht direkt in die Fingerbeere, sondern neben den Nagelfalz setzt.

Partnerschaft, Familie und Beruf im Alltag des Diabetikers

Für diesen Abschnitt unserer Ausführungen sei auf die ausführlichere Darstellung in „Das große Trias-Handbuch für Diabetiker“ von E. Standl und H. Mehnert, Trias-Verlag, hingewiesen.

Wie schon eingangs erwähnt, braucht mit dem Diabetiker niemand Mitleid zu haben, da man auch als Zuckerkranker bedingt gesund sein kann, gesund unter der Bedingung, dass man die im Vorangegangenen und im Folgenden geschilderten Maßnahmen beherzigt. Der Diabetiker soll seine Position im Leben kennen und entsprechend handeln. Thomas Fuchsbergers Beispiel zeigt, wie man auch bei einer Diabetesdauer von 30 Jahren und mehr ein lebenswertes Leben führen kann.

In der Familie gibt es meist die geringsten Schwierigkeiten für den Patienten, eher gibt es Probleme im Beruf.

Der nicht-diabetische Partner sollte natürlich über den Diabetes und alle seine Besonderheiten Bescheid wissen. Dies gilt insbesondere für die Erkennung und Behandlung von Notfallsituationen, in erster Linie im Hinblick auf die Hypoglykämie, also die Unterzuckerung, die der Diabetiker im Laufe des Lebens leider immer schlechter wahrnimmt, als dies zu Beginn der Krankheit der Fall ist. Natürlich sollte eine Diabetesvorsorge (Frühdiagnostik) auch bei den Nachkommen betrieben werden, worauf wir im Zusammenhang mit den Früherfassungsaktionen hingewiesen haben.

Am Arbeitsplatz und im Berufsleben gilt: „Eine qualifizierte Ausbildung in einem für Diabetiker geeigneten Beruf gibt die größtmögliche Sicherheit für die Zukunft.“ Aus diesem Grunde sind zahlreiche Berufssparten für alle Diabetiker offen. Dies gilt umso mehr, wenn der Patient durch Selbstkontrolle und entsprechende Lebensweise dazu beiträgt, ein regelmäßiges Leben ohne Exzesse zu führen. Am einfachsten haben es die nicht insulinbedürftigen Diabetiker, bei denen auch auf die Dauer keine Beeinträchtigung auf die Arbeitsfähigkeit zu befürchten ist, wenn entsprechende Therapiemaßnahmen greifen.

Einschränkungen ergeben sich aber bei insulinspritzenden Diabetikern. Dies gilt vor allem bei Berufen und Tätigkeiten, bei denen eine Hypoglykämie verderbliche Folgen haben kann: Arbeiten mit Absturzgefahr (zum Beispiel Schornsteinfeger oder auf der Baustelle), die berufliche Personenbeförderung von mehr als acht Personen (gilt für Taxifahrer generell), verantwortliche Überwachungsfunktionen, zum Beispiel Tätigkeit an Maschinen mit Unfallgefährdung, an Hochspannungsanlagen oder als Schrankenwärter, berufsmäßiger Waffengebrauch. Hier können Umschulungsmaßnahmen greifen, bei deren Auswahl der Deutsche Diabetiker-Bund und sein Ausschuss „Soziales“ hilfreich sein können. Im Übrigen hilft der Beitritt zum Deutschen Diabetiker Bund und das Abonnement der Zeitschrift „Das Diabetes-Journal“ hervorragend, den Diabetes in den Griff zu bekommen. Mit gutem Wissen über den Diabetes, regelmäßiger Selbstkontrolle des Stoffwechsels und entsprechender Anpassung der Behandlung, vor allem eben der Insulindosierung, lassen sich berufsbedingte Unregelmäßigkeiten weitgehend ausgleichen.

Für die Einstellung im Öffentlichen Dienst existieren Maßgaben, wonach für schwerbehinderte Diabetiker die gleichen Maßstäbe gelten, die allgemein der Einstellung von Schwerbehinderten in den Öffentlichen Dienst zugrunde gelegt werden. Es erscheint jedoch widersprüchlich, dass Diabetiker einerseits fast alle Berufe ausüben dürfen, andererseits aber durch das entsprechende Gesetz als „Schwerbehinderte“ eingestuft werden können.

Der generelle Ausschluss des Diabetikers von Anstellungen im Staatsdienst ist sicherlich nicht gerechtfertigt. Für die Einstellung in solche Tätigkeit kommen alle arbeitsfähigen Diabetiker in Betracht, die gut einstellbar sind. Diabetische Bewerber sollten in der Regel frei von diabetesspezifischen Komplikationen sein. Zuckerkranke, die nur mit einer Ernährungstherapie behandelt werden, können jede Tätigkeit ausüben. Insulinbehandelte Patienten sollten nach Möglichkeit keine Tätigkeit verrichten, die unregelmäßige Arbeitszeiten erfordert.

Diabetische Bewerber müssen ein ärztliches Zeugnis vorlegen, aus dem die Qualität der Stoffwechselführung, der Nachweis regelmäßiger und langfristiger Stoffwechselkontrollen sowie die Bereitschaft zur Kooperation hervorgehen. Zur Beurteilung der Einstellungsqualität werden Grenzwerte für die Blutzuckerkonzentration zugrunde gelegt, auch das HbA1c wird herangezogen. Die Beurteilung der Qualität der Stoffwechselführung soll individuell erfolgen, ein überwiegend ausgeglichener Stoffwechselzustand sollte dokumentiert werden. Hierzu ist es erforderlich, wenigstens drei Blutzuckerwerte zu geeigneten Zeiten im Tagesverlauf zu messen. Die Maximalwerte sollten bei Insulinbehandelten Diabetikern 1 bis 2 Stunden nach den Mahlzeiten nicht wesentlich über 220 mg/dl Blutzucker liegen, bei diätetisch und mit Tabletten behandelten Patienten nicht über 160 mg/dl.

Die Minderung der Erwerbsfähigkeit (Grad der Behinderung) der zuckerkranken Patienten richtet sich im Wesentlichen nach den Therapieformen und dem Fehlen oder Vorhandensein von Folgeschäden. Kinder mit

Diabetes werden in die Gruppe der mit Insulin schwer einstellbaren Diabetiker eingestuft, bei denen eine Minderung der Erwerbsfähigkeit von 40 bis 60 Prozent anerkannt wird.

Autofahren bei Diabetes – Risiken und Vorsorgemaßnahmen

Für die Problematik „Auto und Führerschein" (mit den Richtlinien für diabetische Fahrschüler mit den Gefahrengruppen für eine Hypoglykämie und die Vorsorge für den „Fall eines Falles") wird erneut auf „Das große Trias-Handbuch für Diabetiker" verwiesen, in dem ausführlich zu diesen Fragen Stellung genommen wird. Das „Merkblatt der Regeln für autofahrende Diabetiker" sei aber hier im Inhalt wiedergegeben.

Wie soll sich der Diabetiker im Straßenverkehr verhalten? In erster Linie garantiert eine ausgeglichene Stoffwechsellage, dass Unterzuckerungen nur selten auftreten. Im Folgenden sind die Richtlinien der Deutschen Gesellschaft für Verkehrsmedizin, die in Zusammenarbeit mit dem Ausschuss „Kraftfahrer-Ernährung" der Deutschen Gesellschaft für Ernährung erstellt wurden, sowie die Richtlinien für insulinspritzende Kraftfahrer nach Schöffling und Mitarbeitern zusammengefasst.

1. Testen Sie vor Antritt einer längeren Autofahrt Ihren Blutzucker. Ist er zu niedrig, beugen Sie durch Zufuhr von zusätzlichen Kohlehydraten einer Unterzuckerung vor.
2. Spritzen Sie vor einer Fahrt niemals mehr als die übliche Insulinmenge. Halten Sie die vorgeschriebene Tageszeit für die Injektion gewissenhaft ein.

3. Essen Sie vor einer Autofahrt niemals weniger Kohlehydrate als sonst. Nehmen Sie lieber etwas mehr Kohlehydrate zu sich.
4. Bei Verdacht auf eine beginnende oder abklingende Hypoglykämie darf eine Autofahrt nicht angetreten werden.
5. Halten Sie auch bei längeren Autofahrten immer an ihrer gewohnten Ernährung fest. Das gilt sowohl für die Haupt- als auch für die Zwischenmahlzeiten. Sie sollten nach jeder Stunde eine Kleinigkeit essen, alle zwei Stunden eine Bewegungspause machen und eine bestimmte Menge an Kohlehydraten zu sich nehmen. Nehmen Sie die vorbereiteten Zwischenmahlzeiten mit ins Auto.
6. Schnell wirksame Kohlehydrate in Form von Traubenzucker müssen im Auto griffbereit sein. Auch die Mitreisenden müssen wissen, wo sie im Notfall zu finden sind.
7. Halten Sie beim geringsten Verdacht auf eine Unterzuckerung sofort an! Nehmen Sie schnell verfügbare Kohlehydrate zu sich (Traubenzucker, Zucker, Cola, süßen Fruchtsaft), warten Sie ab, bis Sie die Hypoglykämie überwunden haben. Auch nachdem die Unterzuckerung vorüber ist, sollten Sie sicherheitshalber noch 15 Minuten bis zur Weiterfahrt abwarten.
8. Trinken Sie niemals vor oder während der Fahrt Alkohol.
9. Vermeiden Sie Nachtfahrten oder sehr lange Autofahrten, die den gewohnten Lebensrhythmus und damit die Diabeteseinstellung stören.
10. Fahren Sie Ihr Fahrzeug nicht bis zur maximalen Geschwindigkeit aus; eine Begrenzung der eigenen Geschwindigkeit gibt Ihnen und anderen mehr Sicherheit im Straßenverkehr.

Diabetiker auf Reisen

Für Diabetiker auf Reisen gilt, dass die gespritzte Insulinmenge an die Aktivität im Urlaub angepasst werden muss. Das oberste Gebot ist, dass der Stoffwechsel nicht entgleisen darf. Hier tun sich Patienten mit intensivierter Insulintherapie am leichtesten, wie wir es oben bei der Insulinbehandlung bereits erwähnt haben. Mit mehreren kurz wirksamen Insulinen lässt sich eben z. B. ein infolge unterschiedlicher Bewegung schwankender Stoffwechsel besser in den Griff bekommen als mit ein oder zwei Injektionen Mischinsulin.

Nicht selten fragen sich Diabetiker besorgt, ob ihr Insulin in den heißen Ländern vorzeitig verdirbt und seine blutzuckersenkende Wirkung verliert. In der Regel sind diese Befürchtungen unbegründet. Ab 40 °C geht Insulin allerdings „kaputt“. Direkte Hitze oder Sonneneinstrahlung auf das Medikament sollte daher vermieden werden.

Menschen mit Diabetes sind für gewöhnlich genauso tauglich für Flugreisen wie jedermann. Bei schweren Herz- oder Lungenkrankheiten muss jedoch vorher der Arzt gefragt werden wie bei jedem Nicht-Diabetiker auch. Probleme für die Einstellung des Diabetes können sich ergeben, wenn Sie an einem Tag mehrere Zeitgrenzen überfliegen und der Reisetag dementsprechend um mehrere Stunden kürzer oder länger wird. Einzelheiten müssen hier mit dem Arzt abgesprochen werden. Verlängert sich der Tag beträchtlich, braucht man mehr Insulin, eventuell wird eine zusätzliche Insulin-Injektion nötig. Umgekehrt verringert sich die Insulindosis, wenn die Flugrichtung den Reisetag stark verkürzt.

Schlussbemerkung

Nachdem ich Sie, liebe Leserin, lieber Leser, in einem Parforce-Ritt durch die verschiedenen Problembereiche des Diabetes geführt habe, sei noch ein abschließendes Wort gestattet. Der Sinn meiner Ausführungen und des ganzen Buches soll ja darin liegen, Ihnen als Diabetiker Mut zu machen. Ich glaube, dass dies in dem Interview von Erich Lejeune mit Thomas Fuchsberger besonders klar zum Ausdruck gebracht wurde. Hier haben sich die Möglichkeiten und Grenzen eines „normalen" Lebens für einen optimistischen, gut eingestellten Typ-1-Diabetiker wie Thomas Fuchsberger gezeigt. Es ging nicht darum, die Probleme der epidemiehaft anwachsenden Volkskrankheit Diabetes kleinzureden. Im Gegenteil! Bewusst haben wir auch die Dinge nicht ausgespart, ja, sogar besonders in den Vordergrund gerückt, die das Leben für einen Diabetiker erschweren. Andererseits sollte aber doch klar erkannt worden sein, dass sich eine gute Diabeteseinstellung mit Bekämpfung von Überzuckerung, hohen Blutfetten und hohem Blutdruck lohnt, dass am Beispiel von Thomas Fuchsberger gezeigt werden konnte, wie sehr man im täglichen Leben auch als Diabetiker Erfolg haben kann, und dass dies alles ein Exempel sein soll für die vielen Millionen Diabetiker, die wir in Deutschland haben und in Zukunft in zunehmendem Maße haben werden.

Testen Sie Ihr Wissen!

Liebe Leserin, lieber Leser,

sind Sie ausreichend über Probleme des Diabetes, also z. B. über die Erkennung, die Behandlung und die möglichen Folgeschäden informiert worden? Testen Sie Ihr Wissen anhand der folgenden zehn Fragen. Die Auflösung bzw. richtige Beantwortung finden Sie auf der nächsten Seite!

1. Gibt es ca. 700 000 oder 8 Mio. bekannte Diabetiker in Deutschland?

   ....

2. Was sind die wichtigsten Vorbeugemaßnahmen gegen einen Diabetes bei den meisten Menschen?

   ....

3. Wie wird der Diabetes endgültig diagnostiziert: an den Werten des Harnzuckers oder am Blutzucker?

   ....

4. Welcher Diabetestyp (Typ 1 oder Typ 2) muss stets sofort mit Insulinspritzen behandelt werden?

   ....

5. Welche Diabetiker sind bei der Diagnose zumeist übergewichtig: Typ-1- oder Typ-2-Diabetiker?

....

6. Welcher Diabetestyp wird stärker vererbt: Typ-1- oder Typ-2-Diabetes?

....

7. Soll die Ernährung des Diabetikers eher fettreich oder eher fettarm sein?

....

8. Welche Erkrankungen stehen bei den diabetischen Folgeschäden im Vordergrund?

....

9. Nennen Sie wenigstens zwei Maßnahmen, die für die Vermeidung diabetischer Fußschäden von Bedeutung sind!

....

10. Was ist für diabetische Autofahrer gefährlicher: eine mäßige Überzuckerung (Hyperglykämie) oder eine Unterzuckerung (Hypoglykämie)?

....

Auflösung:

1. 8 Mio.
2. richtige „kaloriengerechte“ Ernährung und ausreichend körperliche Betätigung
3. am Blutzucker
4. Typ-1-Diabetes
5. Typ-2-Diabetes
6. Typ-2-Diabetes
7. eher fettarm
8. Schäden an den kleinen und großen Gefäßen sowie am Nervensystem
9. z. B. tägliche Kontrolle der Füße, „vernünftiges“, nicht zu enges Schuhwerk
10. Unterzuckerung (Hypoglykämie)

Weiterführende Adressen und Literatur

Verbände:

Deutscher Diabetiker Bund e. V.
Goethestr. 27
34119 Kassel
Tel. 05 61/70 34 77
info@diabetikerbund.de

Deutsche Diabetes-Stiftung
Staffelseestr. 6
81477 München
Tel. 0 89/57 95 79-0
info@diabetesstiftung.de

Internetadressen:

www.diabetikerbund.de
www.diabetesstiftung.de
www.diabetes-journal-online.de
www.deutsche-diabetes-gesellschaft.de
www.diabetes-forum.de
www.diabetes-kids.de

Buchtipps:

Thomas Fuchsberger und Michael van Almsick:
Feinschmeckerküche für Diabetiker. Nach den neuesten Erkenntnissen der Diabetes-Forschung. Mit Rezepten von Bobby Bräuer
Zabert & Sandmann, München 2006

Eberhard Standl und Hellmut Mehnert:
Das große Trias-Handbuch für Diabetiker
Trias-Verlag, Stuttgart, 7. Aufl. 2006

Hellmut Mehnert:
Typ-2-Diabetes
Medicon Verlag, München, 4. Aufl. 2005

Hellmut Mehnert:
Stoffwechsel. Der Schlüssel zur Gesundheit
Knaur Verlag, München 2003

Herz für Herz
Stiftung für Leben!

„Herz für Herz – Stiftung für Leben!" wurde im Jahr 2003 von dem Münchner Unternehmerehepaar Erich und Irène Lejeune ins Leben gerufen. Die Stiftung ermöglicht Herzoperationen und Rehabilitierung sowie Eingriffe am Herzen und diagnostische Maßnahmen bei Patienten, insbesondere bei Kindern aus den ärmsten Regionen der Welt.

Die Herz für Herz – Stiftung für Leben! eröffnete mit einer großzügigen Sachspende der Firma Siemens AG Medical Solutions im Allgemeinkrankenhaus in DaNang/Vietnam eine Kinderherzstation. Seit Eröffnung dieser Station wurde bis heute über 200 Kindern mittels Operationen das Leben gerettet.

Irène Lejeune
Präsidentin
Freundeskreis der „Herz für Herz –Stiftung für Leben!"

Zeigen auch Sie Herz – Stiften Sie Leben!
Spendenkonto des Freundeskreises der
„Herz für Herz – Stiftung für Leben!"
HypoVereinsbank

BLZ 700 202 70, Konto: 66050700

IBAN: DE83 7002 0270 0066 0507 00
SWIFT (BIC): HYVEDEMMXXX

www.herzfuerherz.de